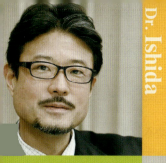
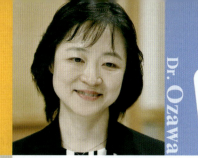
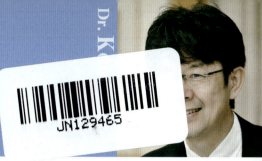
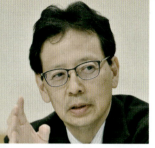

日時：2017年10月11日(水)　開催：帝国ホテル東京

『Retina Medicine』座談会
生涯アカデミック宣言！

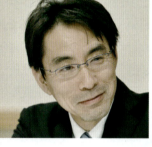
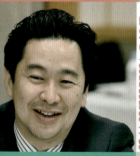

近年，日本の眼科研究の現状として，基礎・臨床ともに研究離れが指摘されている．研究力の低下は将来的な眼科医療の質にも直結する重要課題であり，また，若いうちに研究の素養を身につけることは，その後の臨床・診療にも大いに役立ち貢献する．本座談会では，おもに市中病院における臨床と研究の両立，研究マインドを持ち続けるポイントなどについてディスカッションする．

出席者（五十音順）

石田　晋 先生　北海道大学大学院医学研究院眼科学教室教授
小沢 洋子 先生　慶應義塾大学医学部眼科学教室専任講師
尾花　明 先生　聖隷浜松病院眼科部長
栗山 晶治 先生　洛和会音羽病院アイセンター所長
近藤 峰生 先生　三重大学大学院医学系研究科臨床医学系講座眼科学教授
園田 康平 先生　九州大学大学院医学研究院眼科学教授
中澤　徹 先生　東北大学大学院医学系研究科神経感覚器病態学講座眼科学分野教授
安川　力 先生　名古屋市立大学大学院医学研究科視覚科学准教授
山城 健児 先生　日本赤十字社大津赤十字病院眼科部長

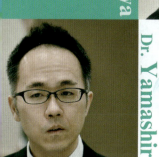

生涯アカデミック宣言！

石田（司会） いま，日本の眼科の現状として，基礎研究にせよ，臨床研究にせよ，研究離れというものが起こっています．基礎研究は特にそうですね，大学離れということとリンクしています．研究には興味を示さない若手医師がこのまま増えてしまうことに危機感を覚えます．日本の眼科のレベルが向上するにはやはり研究は非常に重要で，たとえ大学に所属していなくても市中病院や開業クリニックで主導的な立場をとりながら研究を続けるスタイルは，医療の質を改善していくうえでも非常に重要な要素だと思います．

そのような視点から今回の座談会では，市中病院で診療と研究を高いレベルで実践されておられる尾花先生と栗山先生をお招きし，臨床と研究の両立，研究マインドの育て方などについて「生涯アカデミック宣言！」と題し，本誌の編集委員の先生がたを交えディスカッションして参ります．

研究モチベーションの原点

石田 まず，お二人の先生がたの研究マインドはどのように形成されたのかに興味があります．これまでのお仕事についてお話しいただけますでしょうか．

尾花 私自身，生涯アカデミック宣言をした覚えはありませんが，気がつくと何となく続けているという感じです（笑）．まず，優れた臨床医の資質として，パターン認識力にたけているということがあります．大規模臨床試験の結果などから，ある疾患に対してある治療をおこなうとどれくらいの確率で良くなるということをよくわかっている人．あるいは，手術ではマイスターの域に達する医師．そのような医師がいると，患者さんは嬉しいですよね．ですが私はそれ以上に，「なぜそうなるのか」ということにいつも意識が向いていました．例えば1990年当時，加齢黄斑変性（AMD）に対してレーザー治療が盛んに行われ，新生血管を見つけたら焼きなさいということで，それはそれで良いのですが，それよりも「なぜ眼の中に新生血管が生じなければいけないのだろう」ということに興味がありました．そこで，当時の少ないデータから考察を重ね，原因として酸化ストレスに着目し，新生血管はストレスを受けた結果存在する必然性があることに思い至り，その延長線上で光線力学的療法（PDT）のセンタイザーの開発からルテインや黄斑色素といった研究に結びついて，現在に繋がっている感じです．

石田 栗山先生はどうでしょうか．

栗山 私は，本田孔士先生が教授として就任された時に入局しました．その時代は基礎研究が大変盛んで，私自身は増殖硝子体網膜症における網膜色素上皮細胞の役割に関する生化学的研究を行っていました．その後，大学院の終わりにUCLAのJules Stein Eye Instituteに留学したのですが，Ph.D.が死に物狂いで仕事をしており，それを目の当たりにする

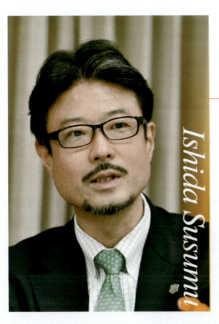

石田　晋 先生

Ishida Susumu

Profile
1990年　慶應義塾大学医学部卒業
　　　　慶應義塾大学医学部眼科研修医
1994年　佐野厚生総合病院眼科医長
1995年　慶應義塾大学医学部眼科学教室助手
2001年　ハーバード大学研究員
2004年　慶應義塾大学医学部眼科学教室講師
2005年　慶應義塾大学総合医科学研究センター
　　　　網膜細胞生物学研究室主任
2008年　慶應義塾大学医学部稲井田記念抗加齢眼科学講座准教授
2009年　北海道大学大学院医学研究院眼科学教室教授
専　門：網膜疾患，血管生物学，生活習慣病
趣　味：テニス

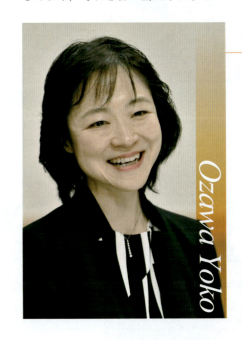

Ozawa Yoko

ともう絶対に勝てないと思いました．帰国してからは，たまたま赴任先が症例数の多い病院で，臨床研究に打ち込むようになりました．大学にいるような感覚で症例も集まり，自分が執刀する環境で，黄斑円孔網膜剝離に対するfull macular translocationや内境界膜翻転法（Inverted internal limiting membrane flap technique）の有効性を報告する論文を発表したり，現在もその関連で研究を続けています．

石田 先生がたの研究に対するモチベーションは，どのようなところにあったのですか．

尾花 ノーベル賞を受賞した山中伸弥先生は，患者さんを治したいから再生医療の道を志したと言われます．確かに医者としてその気持ちはよく理解できるのですが，私の場合は繰り返しになりますが，それよりもむしろ，なぜそうなるのかという疑問のほうが大きかったと思います．

小沢 それは，パターン認識力がいくら優れていても治らないものは治らないままになってしまう．そのパターン以外に活路を見出そうとするということですね．

尾花 だから，栗山先生も同じような視点，同じような種類の人間かもしれないと，お話を伺っていてそう思いました．

石田 確かにお二人は，病態の解明と治療の開発，そのアプローチは異なっていても，突き詰めると根底にあるマインドは共通していると言えるのかもしれません．治らない，わからない，を放っておけないということですね．そして，尾花先生のご研究は基礎寄りの面もありますが，われわれは臨床家であり，その臨床家としての特性を最大限に活かしながらの研究であるということですね．

尾花 私もその点は，大学在籍時から思っていました．純粋な基礎研究はPh.D.に任せたほうがクオリティは当然高く，自分は基礎と臨床のつなぎ役になれたらと思っていました．

市中病院における研究環境とビジョン

石田 実際に市中病院での研究について伺いたいと思いますが，当初から市中病院でも，研究を進められるような環境にあったのでしょうか．

尾花 私が赴任した聖隷浜松病院は地域の中核病院で，赴任した当初は1日250人の患者を2人の医師で診ていて，研究はおろか毎日終わるころにはへとへとで吐きそうになる毎日でした．しかも，その患者さんの多くは不定愁訴や軽症の方がほとんどで，手術を要するような病気の方はごく少数でした．ですから，その状況を打破するために自分でいろいろ変えていきました．

石田 どのように変えたのでしょうか．

尾花 例えば軽症の患者さんには「あなたは病気ではありません．生理的な加齢ですから来院しないで大丈夫です」と言い続けました．すると投書が山のように届くようになりました．「急に来るなと言われた」

小沢　洋子 先生

Profile
1992年　慶應義塾大学医学部卒業
　　　　慶應義塾大学医学部眼科学教室入局
1994年　佐野厚生総合病院出向（1995年より医長）
1997年　慶應義塾大学医学部眼科学教室助手
1998年　東京都済生会中央病院出向
2001年　慶應義塾大学医学部生理学教室国内留学
2004年　川崎市立川崎病院出向医長
　　　　慶應義塾大学医学部生理学教室助手
2005年　慶應義塾大学医学部眼科学教室助手
2008年　慶應義塾大学医学部眼科学教室専任講師
2009年　慶應義塾大学医学部眼科学教室網膜細胞生物学研究室チーフ（兼任）
2016-17年　Schepens Eye Research Institute, Massachusetts Eye and Ear, Harvard Medical School, Visiting Scholar（兼任）
専　門：網膜硝子体疾患，網膜のニューロサイエンス，酸化ストレス・炎症

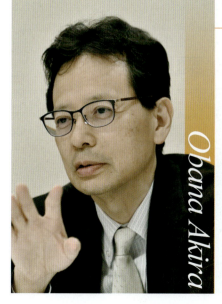

尾花　明 先生

Profile
1983年　大阪市立大学医学部卒業
1987年　大阪市立大学大学院医学研究科修了
　　　　大阪市立大学医学部助手
1990年　独国ルートヴィヒ・マクシミリアン大学ミュンヘン眼科病院
1992年　大阪市立大学医学部講師
1999年　大阪市立大学医学部助教授
2001年　大阪市立大学大学院医学研究科視覚病態学助教授
2003年　浜松医科大学光量子医学研究センター光化学治療研究部門（現・光尖端医学教育研究センターフォトニクス医学研究部医学分光応用寄附研究室）客員教授
　　　　現在に至る
専　門：加齢黄斑変性等の網膜硝子体疾患，黄斑手術
趣　味：いまは『松岡圭祐』にはまっています．

と．でも3年もすると「ほら，あなた3年間，何ともなかったでしょう？」と言うと「あれ？何ともなかった」と思い始める．さらに，当時の院長が高度先進医療を推進したい，大学に負けない体制にしたいとはっきり言ってくれたこと，地域の中核病院の外来患者を減らすという厚労省の政策も追い風となり，5年ぐらいたった頃から患者さんが減り始め，変革することができました．さらに紹介状のある患者のみを診る体制を院長が許可してくれたことも大きかったです．

石田 それは大学病院並みですね．

尾花 現在では1日の外来患者が70〜80人と当初の1/3程度となり，医師も2人増え4人体制となりました．それがなぜ許されたかというと，外来数は激減したものの，全員が治療の必要な患者さんで手術件数が4倍に増え，すると病院経営も黒字になるわけです．

石田 大学病院でやっていることと一緒ですね．

尾花 そうしないと研究はできないですね．それと医療スタッフが赴任当初から多かったことが助かりました．市中病院ですから大学院生はいないけれども，研究に必要な検査を彼らが行いデータも集められるようになった．また，近隣の開業医も私がAMDに興味があるのを知っているため，患者さんがいれば紹介状を書いてくれる．そのように環境を変えていったところはありますね．

安川 栗山先生が立ち上げられた京都市の音羽病院アイセンターは，ビジョンや野望みたいなものはあったのですか．

栗山 兵庫県姫路市のツカザキ病院をご存知ですか．250床規模の私立の中小病院ですが，眼科に集中投資して眼科医だけで20名以上，年間手術件数は7,000件程度あって，一つのビジネスモデルとして感銘を受けました．そこで洛和会音羽病院の総長が京大OBの松村理司先生で，実は松村先生は関西医科大学眼科学の元教授である松村美代先生のご主人なのですが，アイセンターの構想をお話ししたところ，ご賛同いただき設立した経緯があります．研究に関しては，大学間の人事異動をもっと活発にしたほうが良いということです．国内留学のような形で人的な交流ができたらいいと思っています．たとえば尾花先生のお話も，もしどこか別の大学に赴任されて研究を続けられていたら，その大学もメリットが大きかっただろうと思っています．それは市中病院においても同様です．現在は，兵庫のツカザキ病院，大阪の多根記念眼科病院，富山の真生会富山病院，奈良の永田眼科などと提携し，web会議などを通じて交流を図っています．臨床研究について言えば，n数の大きさが重要となりますから，そうするとツカザキ病院の手術件数7,000件，多根総合病院8,000〜9,000件，そこが手を組めば，共同研究として成り立つということです．

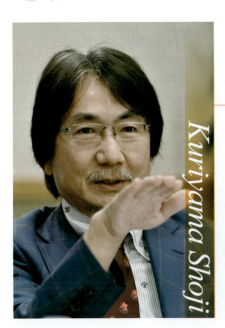

栗山　晶治 先生

Profile
- 1986年　京都大学医学部卒業
　　　　　京都大学医学部眼科学教室入局
- 1988年　京都大学医学部大学院
- 1991年　米国UCLA Jules Stein Eye Institute研究員
- 1993年　京都大学医学部眼科助手
- 1995年　神戸市立中央市民病院眼科副医長
- 2000年　兵庫県立尼崎病院眼科部長
- 2005年　大津赤十字病院眼科部長
- 2007年　京都大学医学部眼科臨床教授（兼任）
- 2016年　洛和会音羽病院アイセンター所長
- 専　門：網膜硝子体疾患
- 趣　味：ジョギング，映画鑑賞，欧州サッカー観戦

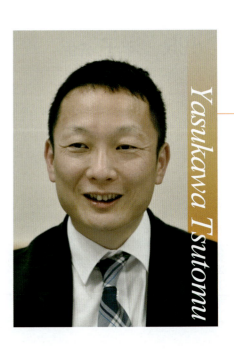

論文投稿のモチベーション

近藤 栗山先生が黄斑円孔網膜剥離に対する内境界膜翻転法の論文を発表したのは，市中病院で勤務されていた頃のお話だと思いますが，他の市中病院の先生方からすると学会発表をおこなっても，論文化して一流誌に投稿しようとするのは，なかなかモチベーションのあがらないところだと思いますが，いかがでしょうか．

栗山 私はそんなことないですね．

山城 京大眼科で教育を受けた影響も大きいのかもしれません．京大で育つと発表した内容は論文にするのが当たり前だと思うようになってしまいます．でも栗山先生は京都大学の先輩として，どこの施設でもご自身が主体となって，市中病院から一流誌に投稿し続けておられるほとんど唯一の先生です．

小沢 栗山先生は市中病院で研究をなされていて，これがハードルだったということは何かありますか．

栗山 日常業務の忙しさです．症例は結構多いですから，目のつけどころを変えて工夫する必要もあります．もし症例が少なかったら，研究はなかなか難しいと思います．

小沢 日常業務を工夫したり，何かされていたのでしょうか．

栗山 それはないです．書けなかったら書けないでも構わないと思っています．なぜ論文化するのかと言ったら，単純に好きなんだろうと思います．

山城 私の場合も習慣のような感じです．それなりにデータがあると「まとめなあかん．書かなあかん」と思い込んでいるところがあります．

栗山 関連病院から出向される若手の先生が何人か来ますが，確かに京大出身の先生は何も言わないでも英語論文を書いてくれることが多いですね．

石田 栗山先生の場合は，医局の文化によるところが大きいのかもしれません．尾花先生はいかがでしたか？

尾花 その点は栗山先生と同じですね．書くのは当たり前．なぜと言われても発表したことを論文にまとめるのは当然だと思っていました．でも実は，それが当たり前でない人が現在は多い．

「生涯アカデミック宣言」のススメ

石田 市中病院で研究を行うメリットみたいなものはありますか？

尾花 時間の都合を付けやすいことです．大学の先生は外勤に出ますが，私はずっと院内にいるので思考が中断せず，論文を書いている途中でも，研究を意識しながら外来診療にあたれます．市中病院はそうした研究を行うには，ひょっとしたら大学よりも適しているのかもしれません．視能訓練士（ORT）のモチベーションを高めて連携することもポイントです．

小沢 大学では，雇用形態によってORTは5年で辞めざるをえなかったり，大学院生は卒業し，また新しい人が入学してくるというように流

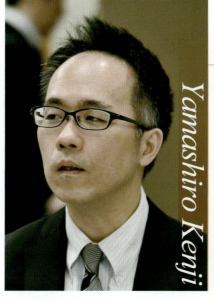

安川　力 先生

Profile
- 1993年　京都大学医学部卒業
　　　　京都大学医学部附属病院眼科学教室入局
- 1994年　田附興風会北野病院眼科
- 2000年　京都大学大学院医学研究科視覚病態学助手
　　　　ライプチヒ大学留学
- 2004年　倉敷中央病院眼科
- 2005年　名古屋市立大学大学院医学研究科視覚科学助手
- 2007年　名古屋市立大学大学院医学研究科視覚科学准教授
- 専　門：網膜
- 趣　味：スキューバダイビング，釣り

山城　健児 先生

Profile
- 1995年　京都大学医学部卒業
　　　　京都大学医学部附属病院眼科
- 1996年　田附興風会北野病院眼科
- 1997年　浜松労災病院眼科
- 1998年　京都大学大学院医学研究科眼科学入学
- 2001年　マサチューセッツ眼耳科病院客員研究員
- 2003年　京都大学大学院医学研究科眼科学修了
　　　　神戸市立中央市民病院眼科副医長
- 2008年　京都大学大学院医学研究科感覚運動系外科学（眼科学）助教
- 2013年　京都大学大学院医学研究科感覚運動系外科学（眼科学）講師
- 2016年　日本赤十字社大津赤十字病院眼科部長
- 専　門：網膜硝子体疾患
- 趣　味：ワインを飲みながらサッカー観戦

生涯アカデミック宣言！

動します．市中病院は固定メンバーで，指導したことの効果が返ってくるということもありますね．

中澤 臨床研究は，大学病院と市中病院の差はあまりなく，眼科の最もトレンドな研究方法になりつつあります．日本以外にも，韓国，香港，シンガポールなどアジア全体の傾向でもそうだと思います．

石田 変な話，動物実験よりも低コストで少ない労力で研究できるので，臨床医は最初から動物実験を捨てたほうが良いという側面もあるのでしょうか．

小沢 私はそうは思わないです．いま臨床研究で活躍している先生は，市中病院であれ大学であれ，かつては動物をいじって基礎研究に携わっていた方が多いと思います．そこで培った研究マインドやロジックを，いまの臨床研究に活かされているのだと思います．

尾花 よく言うのですが，臨床のみでやってきた人は，赤いものを見たら赤とパターン認識しますが，なぜそれが赤なのか，赤でなければいけないのかという考え方をしない．それが基礎研究を経験しておくとそういう考え方ができる．

栗山 私も入局した際に，本田孔士先生から基礎研究を1年でも2年でもやっていたら，臨床研究の視点が違ってくると言われ続けました．

中澤 ゼロベースで物事を考えるということですね．決められたもののなかで議論するのではなく，ゼロから何を編み出すかという理論構築を学ぶことができると，臨床でも活かすことが出来るのだと思います．

石田 今日の結論は，「動物をいじれ」と言いますか（笑）．

尾花 私が若い人に言っておきたいのは，開業してから伸びる人もいますが，それはごく少数派です．多くは開業直前の技術が最高で，理想に燃えて開業しても2～3年すると当初よりも難症例を避けるようになり，最初の理想とは異なりリスク回避の守りの方向に向かいがちです．従業員の給与や患者さんのクレームなど医学以外のことも全部背負いますから．

近藤 それが普通の考え方ですよね．開業されて論文を書く先生はごく少数です．それでも研究を続ける方は，少し変わっているといっては何ですが，本当にそれぐらい好きでないとやれないかもしれない．

尾花 さらに言いたいのは，いまの研修は目標到達点があって，それをステップ・バイ・ステップで学習していくパターンが多いじゃないですか．でも研究になったら，誰も知らないことをやるからそこでハードルが上がり，慣れた研修パターンが通用しなくなり，やらなくなるのでしょう．でも，ここにいる先生方は，みんなそれをやりたかったということですよね．

石田 ということは若いうちから，これはなぜということを考えさせる習慣を身につけさせる．

尾花 誰も知らないことをパッと知ったときの楽しさを覚えさせる．とにかく誰も分からないことを知っ

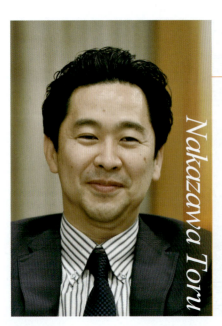

中澤　徹 先生

Profile
1995年　東北大学医学部卒業
　　　　東北大学医学部附属病院研修医
1996年　山形市立病院済生館研修医
2002年　東北大学大学院医学系研究科外科学専攻眼科学分野卒業
　　　　公立刈田総合病院眼科長
2003年　東北大学医学部附属病院助手
　　　　マサチューセッツ眼耳科病院リサーチレジデント
2007年　東北大学病院　講師
2009年　東北大学大学院視覚先端医療学寄附講座准教授
2011年　東北大学大学院医学系研究科神経感覚器病態学講座眼科学分野教授
専　門：緑内障，神経保護治療
趣　味：スポーツ，旅行

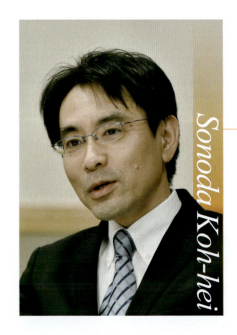

て楽しかった．

小沢 生涯アカデミックだと，いいことって何だと思いますか．

尾花 楽しいこと，ではないですか．

小沢 それは大事ですよね．人生楽しくなければ．栗山先生はどのようにお考えですか．アカデミックでいるといいこと．

栗山 一緒です．楽しい．

石田 やはり知的好奇心ほど興奮させるものはなく，お金で解決できる欲よりも，知識欲のほうが強いのではないでしょうか．その知識欲を育てるには最初のすり込みが大事という話でしたが，その姿勢を大学で学ぶことが重要ということでしょうか．

尾花 結局，何かオーソドックスな結論に（笑）．でも，本当にそう思います．

栗山 やはり大学が大切ですよね．若いうちに基礎研究に触れることが大事だということです．

石田 今のお二人の発言が結論ですね．そこだけ太字にして線を引いてほしい．

今回のお話を伺って

石田 本日は，尾花先生，栗山先生より普段伺うことのできない貴重なお話を伺うことができました．最後に，編集委員の先生より今回のお話からどのような感想をお持ちになられたのか，それぞれ伺いたいと思います．

小沢 医師ではない友人と飲みに行ったりすると，「仕事の話はしないで，楽しい話だけしたいから」と言われることがあります．でも，もし仕事をしている最中もお二人の先生のように楽しめるのなら，何と豊かな人生だろうと思うのです．楽しみながら研究を続けていることに何より感動しました．また，一度は基礎研究に携わり，論理的な思考を学ぶことも大事ではないかと思います．

山城 若手の先生がたとの会話のなかで，仕事そのものを楽しみたいか，仕事は稼ぐ手段だと割り切ってしまってオフで楽しみたいかという話をすることがあります．実際には二者択一にはなりませんが，ふつうに医師として稼げる程度の金額で，オフだけをずっと楽しみ続けるのは意外と難しいはずです．「アカデミック宣言」をして，いつまでも追求し続けられる仕事を持ったほうが人生を楽しめる人が多いのではないかと思うことがあります．

安川 私はダイビングが好きでオフも楽しんでいますが，やはり，われわれは医師ですから，知識の向上，アップデートに努める責務があります．若手の先生がたには，その点をまず意識してアカデミックに生きてみようとする姿勢を身につけてほしいと思います．また，臨床研究だけでは限界があると思います．小沢先生のご意見と同じく，ある意味効率の悪い基礎研究に目を向けることも重要だと思います．

中澤 全員が研究をする必要はないと思いますが，知的好奇心を求めてプライスレスに楽しむこと，研究マインドを持ち続けることもすごく大事だなということが，本日のお話で

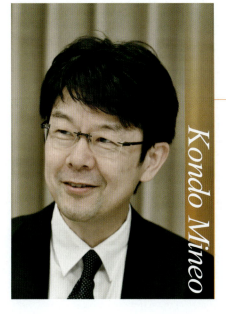

園田　康平 先生

Profile
- 1991年　九州大学医学部卒業
- 1993年　九州大学医学部大学院博士課程（生体防御医学研究所免疫部門）
- 1997年　ハーバード大学スケペンス眼研究所研究員
- 2001年　九州大学大学院医学研究院眼科学助手
- 2007年　九州大学大学院医学研究院眼科学講師
- 2010年　九州大学大学院医学研究院眼科学准教授
- 同年10月　山口大学大学院医学系研究科眼科学教授
- 2015年　九州大学大学院医学研究院眼科学教授

近藤　峰生 先生

Profile
- 1991年　金沢大学医学部卒業
- 1997年　名古屋大学大学院医学研究科博士課程修了
- 1998年　名古屋大学医学部附属病院眼科助手
- 1999年　ミシガン大学眼科留学
- 2002年　名古屋大学医学部附属病院眼科講師
- 2006年　名古屋大学大学院医学系研究科感覚器障害制御学准教授
- 2011年　三重大学大学院医学系研究科臨床医学系講座眼科学教授
- 専　門：網膜硝子体疾患の診断，臨床視覚電気生理学
- 趣　味：スポーツ観戦

よく分かりました.

園田 アカデミックであることのきっかけは,与えられたものだったかもしれませんが,何かの瞬間に「これは面白い」と思うことがあり,それにのめり込んでいく経験の延長が「生涯アカデミック宣言」につながるのではないかと思います.また,これからはAIやネットワークでつながる時代になり,開業,市中病院,アカデミアなど,どのようなフィールドであってもアイデア次第で色々なことができるような環境に変わっていくのではないかと思っています.

近藤 お二人のお話をお聞きして,市中病院や開業にいることのメリットもたくさんあり,教授にあれこれ言われることもないものだから,自分の好きなことができる.逆に考え方によっては研究するには良い環境だとも思いました.良い研究を思いついたり,すごくいいチャンスに巡り会えたときに,それを世界に向けて発信するお二人の先生のような人材を育成するには,やはり若いころの教育が重要で,それを担う大学の責務は大きいと再認識しました.先生がたが言われたように,若いうちから論文を書いて当たり前という環境をつくったり,ワクワク感を植え付けることが私たち指導する側の使命だと改めて思った次第です.

石田 近藤先生が上手にまとめをしてくださり,これ以上,付け足すことはありません! 本日は皆さん,どうもありがとうございました.

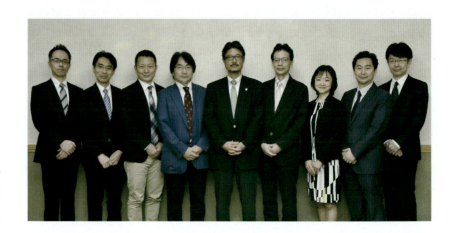

多発性骨髄腫
新規治療薬の使い方・考え方

新規骨髄腫治療薬を徹底解説！

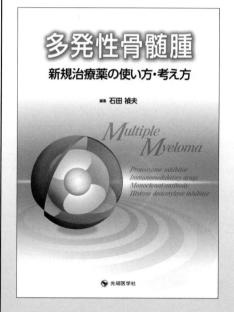

多発性骨髄腫治療における薬物療法の進歩は著しい．2015年以降だけでも革新的な新薬が5剤（ポマリドミド，パノビノスタット，カルフィルゾミブ，エロツズマブ，イキサゾミブ）も承認されている．今後，シークエンスを含めてどのように使いこなすのかが課題となるが，現時点でその情報は限られ不足している．本書ではこれらの薬剤の使い方・考え方，エビデンス解釈などを中心に，第一線で活躍するエキスパートが解説・論考．専門医のみならず，薬剤師などの医療従事者にも知識の整理に役立つ一冊．

編集：石田　禎夫
（日本赤十字社医療センター血液内科 部長）

定価：（本体 5,400 円 + 税）
ISBN：978-4-86550-269-5
B5 判／196 頁

CONTENTS

Chapter 1 多発性骨髄腫に対する薬物療法 概論
1. 多発性骨髄腫における薬物療法の変遷を知る／2. 抗がん剤を中心とした薬物療法の基本的な考え方・進め方／3. 多発性骨髄腫の病態メカニズムと治療標的を整理する

Chapter 2 各種治療薬の使い方・考え方
各種治療薬の特徴・位置づけを知る（総論）／1. ボルテゾミブ／2. カルフィルゾミブ／3. イキサゾミブ／4. サリドマイド／5. レナリドミド／6. ポマリドミド／7. パノビノスタット／8. エロツズマブ／9. ダラツムマブ

Chapter 3 期待される次世代の治療
1. 免疫チェックポイント阻害薬／2. CAR-T療法／3. その他 開発中の薬剤

付録 本書で取り上げたおもなレジメン

株式会社 先端医学社

〒103-0007 東京都中央区日本橋浜町 2-17-8 浜町平和ビル
TEL 03-3667-5656(代)/FAX 03-3667-5657
http://www.sentan.com

RETINA Medicine

座談会
1 生涯アカデミック宣言！
石田 晋　小沢 洋子　尾花 明　栗山 晶治　近藤 峰生
園田 康平　中澤 徹　安川 力　山城 健児

特集
臨床検体で科学する！

- 13 Overview（序） …………………………………………………… 小沢 洋子
- 14 網膜疾患と血液中マーカー ……………………………………… 兼子 裕規
- 18 網膜／切除組織 …………………………………………………… 久冨 智朗
　〜網膜疾患病態解明のための病理学的観察〜
- 23 網膜／眼内液〜眼内VEGFと網脈絡膜疾患〜 ………………… 澤田 修
- 30 視神経炎のバイオマーカー ……………………………………… 毛塚 剛司
- 34 感染性ぶどう膜炎・眼内炎／眼内液 …………………………… 中野 聡子
- 39 ぶどう膜炎／切除組織 …………………………………………… 武田 篤信
　〜セルブロック法を用いた硝子体切除標本の診断〜
- 44 緑内障・酸化ストレスバイオマーカー ………………………… 檜森 紀子
- 49 緑内障／眼内液 …………………………………………………… 小島 祥ほか
　〜緑内障における房水内生理活性物質の科学〜
- 55 線維柱帯組織の採取と病理学的研究 …………………………… 新明 康弘ほか
- 59 検体を扱う際に気を付けるべき倫理規定 ……………………… 菅原 岳史

連載
注目のイチオシ論文 —やさしく解説— 第12回
- 65 加齢黄斑変性への自家iPS由来網膜細胞移植
　万代 道子

弊社の出版物の情報はホームページでご覧いただけます。
また，バックナンバーのご注文やご意見・ご要望も受け付けております。
http://www.sentan.com

Journal of Retina Medicine
vol.7 no.1　2018年 春号

● 表紙右上の画像…ミトコンドリアの電顕像
● 表紙右下のイラスト…Molecular Biology のイメージ

特別インタビュー

70　世界初 iPS 由来細胞シート移殖の臨床研究
　　万代 道子　小沢 洋子（聞き手）　安川 力（聞き手）

日本人のヒット論文 —本音で語る苦労話— 第 12 回

75　Stickler 症候群における黄斑低形成
　　〈論文レビュー〉松下 五佳
　　〈著者インタビュー〉松下 五佳　石田 晋　近藤 峰生

83　網膜血管新生に対するペリオスチンを標的とした
　　新規一本鎖 RNA 干渉薬の治療効果
　　〈論文レビュー〉中間 崇仁
　　〈著者インタビュー〉中間 崇仁　神田 敦宏　山城 健児

Retina 施設めぐり 第 12 回

90　**研究室編**　　防衛医科大学校眼科学教室　田口 万藏
92　**外来施設編**　兵庫医科大学眼科学教室　福山 尚

今さら聞けない Q&A 第 12 回

94　**Q1**　視神経炎，視神経症でなぜ中心暗点に
　　　　なるのでしょうか？
　　　　栗本 拓治

96　**Q2**　身体障害者手帳はどのようなタイミングで
　　　　書いたらよいか教えてください
　　　　清水 朋美

97　**Q3**　全視野・局所・多局所 ERG のデータ解釈の
　　　　違いについて教えてください
　　　　島田 佳明

ミニ知識コーナー

Retina 百科 第 12 回

100　Pachychoroid
　　　大音 壮太郎

103　Retina Medicine誌 編集スタッフ　104　次号予告

Social Anxiety Disorder

社交不安症 UPDATE

エスシタロプラムによるアプローチを中心に

～最新の視点からSADの診断と治療に関する知識をUPDATE！～

DSM-5の改訂，ベンゾジアゼピン系薬剤の用い方をめぐる問題など社交不安症（SAD）の臨床を取りまく環境は変化している．わが国で新しく適応を得た薬物療法を含め，最新の視点からSADの診断と治療をエキスパートが解説．医師をはじめ精神科臨床に携わるスタッフ必読の一冊．

編集　小山　司
北海道大学名誉教授／
大谷地病院臨床研究センター長

定価：(本体 3,000＋税)
製本：並製
判型／頁数：A5判／184頁
ISBN：978-4-86550-251-0

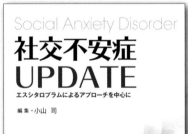

CONTENTS

Part.1　社交不安症の概念と病態的特徴
1. 社交不安症の概念および定義―対人恐怖との相互関係―
2. 社交不安症の原因と症状
3. 社交不安症の有病率―罹患年齢などの疫学から―

Part.2　社交不安症の診断と評価尺度
1. 社交不安症の分類と鑑別診断
2. DSM-5およびICD-11における社交不安症の診断基準
3. 社交不安症の診断とLSAS・SATSによる臨床評価

Part.3　社交不安症の治療ストラテジーとその評価
1. 社交不安症の治療アルゴリズム―治療の選択基準と手順―
2. 社交不安症の臨床評価と心理教育
3. 社交不安症における薬物療法
4. 社交不安症に対する認知行動療法
5. 社交不安症の回復を目指した治療の組み立て方とその評価

Part.4　社交不安症とComorbidity
1. 気分障害と全般性の社交不安障害（社交不安症）
2. 他の不安症と社交不安
3. その他の疾患と社交不安

Part.5　社交不安症とエスシタロプラム
1. 社交不安症に対する国内臨床試験
2. EBMからみたエスシタロプラムの有用性
3. うつ病に併存する社交不安症へのエスシタロプラムの臨床応用

株式会社　先端医学社

〒103-0007　東京都中央区日本橋浜町2-17-8　浜町平和ビル
TEL 03-3667-5656(代)／FAX 03-3667-5657
http://www.sentan.com

特集 臨床検体で科学する！

Overview（序）

小沢　洋子
Ozawa Yoko
慶應義塾大学医学部眼科学教室

　Retina分野の眼科検査は多岐にわたり，また器機の開発や性能の向上はめざましく，日常診療だけでもさまざまな情報をもたらしてくれる．自らの診察で所見を得るだけでなく，OCTや眼底造影，眼底自発蛍光，電気生理学的検査など多様な検査法があり，これらを駆使することで診断や治療効果の判定だけでなく，病態に迫る研究も飛躍的に進むようになった．

　しかし，さらにもう一歩，疾患に近づき病態を理解し解明したい．そして治療したい．そのために何ができるか，と考えると，それこそが臨床検体の解析であろう．病変に直結しうるMolecular BiologyでありMicromorphologyである．「全身のなかの眼という臓器にあるRetina」と考えると，全身・眼局所いずれの臨床検体もサイエンスになる．

　目の前の患者様のために，あるいは病態研究のために，われわれは臨床検体を採取する．解析の先には疾患リスクの予測や早期発見，疾患活動性の判定，さらに病態解明や予防を含めた新規治療法の開発など，さまざまな成果があるに違いない．どのような種類の検体であっても，その時，その状態の臨床検体はただ一度しか採取し得ず，最大限有効に使いたい．そのための知識と技術は，いざ採取というときのために日頃から備えていたいものである．そこで，本特集では，網膜に病態をもつ疾患に関連しうるさまざまな臨床検体の特性と採取や解析のコツ，およびその研究成果を，その道のエキスパートらに紹介していただく．まさに患部に触るとも言える臨床検体研究の話題にはいずれも躍動感があり，興奮させられる．

　ただし，臨床検体は患者様の生体の一部をいただいたものである．生身の患者様と相対するのと同じように尊厳をもって扱う必要があるのは言うまでもない．このことは最近の法制度の整備により，さらに厳格に考えられるようになった．知らなかったでは済まされないルールがあるのだ．ルール違反は，医師としての責任問題に至るだけでなく，せっかくの臨床研究による新知見を発表できずに終わり，患者様の厚意を無にしたり，新知見により得られるはずであった社会の利益を逃したりすることにもつながる．そこで，本特集では倫理指針についても解説する．

　臨床検体を科学しよう！　そして目の前の患者様にも，次世代の医学にも貢献しよう！

　その第一歩のために，もしくはさらなる前進のために，本特集を活用していただければ大変幸いである．

特集 臨床検体で科学する！

網膜疾患と血液中マーカー

兼子 裕規
KANEKO Hiroki

名古屋大学大学院医学系研究科眼科学分野

> 網膜疾患に対する理解を深める際，眼だけでなく患者の全身状態を把握することで有益な情報を得ることができる．また，疾患の程度や将来的なリスクを測るマーカーなどを血液から測定することはとくに有益である．われわれの施設では眼科外来を受診した網膜疾患を有する患者から採血をおこなっており，血液は血清・血漿の状態で冷凍保存され，その後分析に用いられる．過去に自施設で詳細に分析した代表的な検査項目として，脂質代謝産物の一つであり酸化ストレスのマーカーとして広く用いられているマロンジアルデヒドの濃度があげられる．マロンジアルデヒドはドルーゼンに含まれ，補体が結合するため，加齢黄斑変性との関連性が考えられている．加齢黄斑変性患者の血中マロンジアルデヒド濃度は高く，また動物実験・細胞実験ではマロンジアルデヒド負荷によって血管内皮増殖因子の産生増加やレーザー誘発脈絡膜新生血管の増大が誘導された．

Key Words　加齢黄斑変性，マロンジアルデヒド，ドルーゼン，補体因子H

はじめに

網膜には血管や神経細胞が密に配置され，絶えず複雑な物質交換がされている．そのため糖尿病網膜症を代表とする多くの網膜疾患を理解する際，単に全身疾患の合併症という理解では十分とはいえない．これらの疾患を扱う際，眼内で起きている事象だけでなく全身状態の把握がきわめて重要であるため，眼科医といえども血液検査結果や疾患特異的因子への関心をもつべきである．たとえば加齢黄斑変性（age-related macular degeneration：AMD）は特定の全身疾患と強固な因果関係はないにしても，高脂血症や高血圧など生活習慣病の引き金となる多くの因子と関与している．一方で，AMDなど手術治療の適応とならない眼科疾患では，ほかの臓器にくらべ眼球中の組織を採取することは容易ではなく，限られた情報から病態を理解することは困難な場合が多い．このような条件のなか，患者の血液サンプルなどを用いて治療や診断に役立てることは一定の価値がある．

本稿では，われわれが患者から採取した血液サンプルを用いておこなったマロンジアルデヒドに関する研究を紹介し，血液中の因子が重症度の指標となる可能性について述べる．またわれわれがどのように患者から採血をおこない，検体を管理しているかを供覧し，読者の診療・研究促進の一助となれば幸いである．

1. 眼科外来での採血

採血をおこなう前に，まずは各医療機関に設置された生命倫理委員会の承認を得ることが大事である．各施設に設置された委員会の規則に従うことになるが，基本的には対象疾患と検査項目，予定人数について記載する必要がある．また測定したい項目によっては，血清・血漿のいずれの状態で保存するべきか，さらに血漿の場合，抗凝固剤は何が理想的か（例：クエン酸ナトリウム・ヘパリンなど）など事前に調べ，臨床研究計画書に記載する必要がある．われわれの施設では，事前にいくつかの対象疾患と検査項目，採取予定患者数を提示したうえで研究計画の承認を得た．

特集 臨床検体で科学する！

Point

- 測定する項目を事前に把握し，適した状態（血清・血漿など）で保存する．
- データのばらつきを抑えるため，再現性の高い採血システムを構築する．

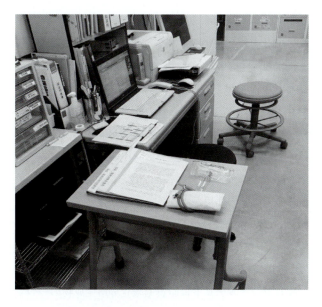

図1 外来で通常の診療をおこなう傍ら，研究の対象患者に研究参加医師から説明をおこない，外来で採血をおこなう

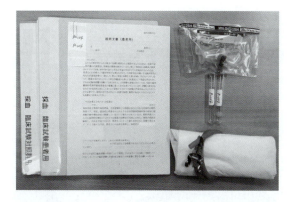

図2 採血の際に用意される物品
採血時に血清・血漿の双方が採取できるように，真空採血管が2本用意される．採取の際にはすでに患者IDが伏せられた状態となり，真空採血菅や同意書などはあらかじめ通し番号が振ってあり，患者IDや疾患名などを確認する必要なく採血がおこなわれるように工夫されている．

採血は血清・血漿の双方を保存できるように準備した．外来で対象患者に研究参加医師から説明をおこない，外来で採血をおこなう（図1）．忙しい日中の外来で採血するため，研究参加医師や研究専属スタッフだけでなく臨床研究に不慣れなスタッフが作業の一部を分担する．そのなかで，再現性が高く不注意によるミスが生じにくいシステムを構築する必要がある．図2に採血に必要な物品を示す．同意書と真空採血菅はあらかじめ通し番号が振ってあり，患者IDや疾患名などを確認する必要なく採血がおこなわれるように工夫されている．得られた血液サンプルは外来で遠心機にかけられ，血清・血漿の状態で-30℃のフリーザーで保存される．外来の一区画に，遠心機やフリーザーのほかに，分注に必要な器具すべてを用意し，動線を限りなくシンプルにし，質の高い状態で血液サンプルを効率よく収集するように努めている（図3）．

2. AMDとマロンジアルデヒド

われわれの施設では過去数年間で患者から採取した血液サンプルを使用しておこなわれた研究がいくつかある．なかでもマロンジアルデヒドの測定は研究開始当初から期待されていた研究成果をもたらした．以下に研究開始の根拠から研究結果まで供覧したい．

1）AMDと補体因子H

AMDは，遺伝子多型との関連がとくに強いものとして知られている．なかでもゲノムワイド関連解析（genome-wide association study：GWAS）によって明らかになった，AMD発症にとても重要な因子として補体因子H（Complement Factor H：CFH）があげられる．
2005年のScience誌にCFHの研究報告が3報同時掲載され，CFHの遺伝子多型をもっているか否かでAMD発症率が異なるという考え方が提示された[1)～3)]．GWASによる関連因子の検出は因果関係や標的を先に設定しておこなう研究とは異なり，機械的かつ数学的におこなわ

Point

- マロンジアルデヒドは，脂質代謝産物である．
- ドルーゼンのなかに蓄積したマロンジアルデヒドと補体が結合している．
- AMD患者の血液・RPEではマロンジアルデヒド濃度が高い．
- マロンジアルデヒド負荷によって，RPE細胞からのVEGF産生が増加する．

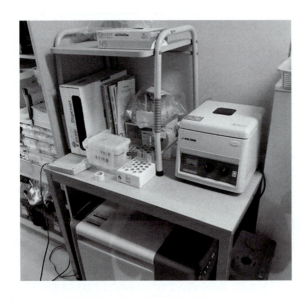

図3　外来に用意された遠心機とフリーザー
得られた血液サンプルは外来で遠心機にかけられ，血清・血漿の状態で−30℃のフリーザーで保存される．外来の一区画に，遠心機やフリーザーのほかに，分注に必要な器具すべてを用意し，作業を限りなくシンプルにした．

れ，ある種のバイアスを排除して重要因子を発見することが可能である．しかし一方で，分析によって得られた重要因子がどのように作用しているかの理由づけには，異なるアプローチを必要とすることが多い．

　CFHの発見と時を同じくしてAMD，とりわけ脈絡膜新生血管（choroidal neovascularization：CNV）と補体の関係を解き明かす多くの発見がなされ「AMDに補体が関与している」というコンセンサスは十分得られたが，より詳細なメカニズムについて完全には明らかになっていなかった[4]．

2）補体因子Hとマロンジアルデヒド

　補体とは，ヒトをはじめとする生体が病原体を排除する際に，抗体および貪食細胞を補助する免疫システム（これを補体系とよぶ）を構成する蛋白質であり，補体系は自然免疫系に属しており，獲得免疫系とは異なる免疫システムである．2011年，AMD眼に蓄積されたドルーゼン中に存在するマロンジアルデヒドがCFHの抗原決定基，すなわち補体が認識して結合する物質であることが報告され，さらにCFH多型の違いによってマロンジアルデヒドに結合する能力が異なることが報告された[5]．この発見によって，GWASで確認されたCFH遺伝子多型から，補体がドルーゼン中のマロンジアルデヒドを標的として作用すること，さらにはCFH遺伝子多型によってその作用が異なるという一連のメカニズムが明らかになった．

3）マロンジアルデヒド

　マロンジアルデヒドは脂質過酸化分解生成物の一つであり，脂質過酸化や酸化ストレスのマーカーとしてよく用いられる．生体内の不飽和脂肪酸が酸化されて生成されると考えられている．

　ドルーゼンにはマロンジアルデヒドが含まれること，補体はマロンジアルデヒドと結合すること，さらにマロンジアルデヒドによって自然免疫系が活性化されることは既報より明らかとなった．しかしマロンジアルデヒドがどのような薬理作用を誘導しているのか，より詳細に理解する必要があった．

　われわれの研究において，AMD患者の血清ならびに網膜色素上皮（RPE）内のマロンジアルデヒドが，対照患者のそれらにくらべて有意に高濃度であること，マロンジアルデヒドをRPE細胞に負荷すると，細胞生存能が低下し，血管内皮増殖因子（VEGF）発現量が変化することなどが確認された．またマウスに高濃度リノール酸を給餌することで，血中・眼球中のマロンジアルデヒド濃度を上昇させ，レーザー誘導CNVが増大することが確認された．これらの一連の研究報告から，マロンジアルデヒドによるAMD増悪のメカニズムを詳細に確認することができた（図4）[6〜8]．

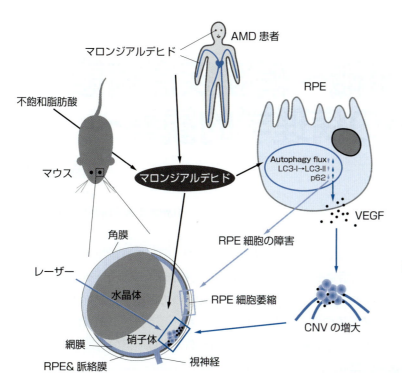

図4 AMDにおけるマロンジアルデヒドの関与
AMD患者の血清中および眼球中に大量に蓄積されているマロンジアルデヒドは，RPE細胞におけるVEGFの産生増加やCNVの増大を誘導する可能性が示唆された．ヒトのサンプルから得られた見識を，動物実験と培養細胞を用いた実験で細かく検証した．
（兼子裕規，2017[8]より改変引用）

3. 血液データの解釈と注意点

上述のように，われわれは過去の研究において実際の患者から得た血液サンプルを用いている．しかし一方で眼球という局所の臓器と血液データの関連性を正しく解釈する際にいま一度十分な考察を促すため，事例を一例あげて読者に考える機会を提案したい．

興味深いことに別の研究グループから，網膜色素変性症患者においても血中マロンジアルデヒド濃度が高いことが報告された[9]．AMDや網膜色素変性症の重症例では患者の活動レベルはきわめて制限される．安易な言葉で言ってしまえば，患者は総じて運動不足になりやすいわけである．すると血中の酸化ストレスマーカーも上昇しやすいのではないだろうか．網膜色素変性症患者の血中マロンジアルデヒド濃度が高いこと自体に違和感はまったくない．しかし遺伝的要素が非常に高い疾患の発症原因と血中酸化ストレスマーカーとの関係をどのように解釈するか，得られた結果をどのように評価するか，ここに研究の難しさや面白さが隠れている．

おわりに

海外の研究者と比較してわが国に特徴的と思われる傾向は"clinician-scientist"，すなわち臨床をおこないながら研究をおこなう研究者が比較的多いことだと筆者は考えている．悪く言えば，2人でおこなう仕事を1人でこなす，とてつもなく忙しい研究者（医師）である．逆に利点として，自分で臨床をおこないながら疑問点を見つけ，自分が診療している患者から貴重なサンプルを採取することができる．わが国の研究環境は決して恵まれているとは言えないが，和製clinician-scientistの利点を最大限活かすという点で，生命倫理に抵触しない範囲で生体サンプルが採取され，最終的に医療の発展・患者への利益還元につながることを願っている．

文献

1) Haines JL et al：Complement factor H variant increases the risk of age-related macular degeneration. *Science* **308**：419-421, 2005
2) Klein RJ et al：Complement factor H polymorphism in age-related macular degeneration. *Science* **308**：385-389, 2005
3) Edwards AO et al：Complement factor H polymorphism and age-related macular degeneration. *Science* **308**：421-424, 2005
4) Nozaki M et al：Drusen complement components C3a and C5a promote choroidal neovascularization. *Proc Natl Acad Sci USA* **103**：2328-2333, 2006
5) Weismann D et al：Complement factor H binds malondialdehyde epitopes and protects from oxidative stress. *Nature* **478**：76-81, 2011
6) Ye F et al：Malondialdehyde induces autophagy dysfunction and VEGF secretion in the retinal pigment epithelium in age-related macular degeneration. *Free Radic Biol Med* **94**：121-134, 2016
7) Matsuura T et al：Nutritional Supplementation Inhibits the Increase in Serum Malondialdehyde in Patients with Wet Age-Related Macular Degeneration. *Oxid Med Cell Longev* **2017**：9548767, 2017
8) 兼子裕規：眼科疾患とオートファジー．日本の眼科 **88**：132-133, 2017
9) Martínez-Fernández de la Cámara C et al：Altered antioxidant-oxidant status in the aqueous humor and peripheral blood of patients with retinitis pigmentosa. *PLoS One* **8**：e74223, 2013

特集 臨床検体で科学する！

網膜／切除組織〜網膜疾患病態解明のための病理学的観察〜

久冨 智朗
Hisatomi Toshio
九州大学大学院医学研究院眼科

> 網膜硝子体疾患の発生には，網膜内の病態をはじめ網膜硝子体界面の細胞・細胞外基質が大きな役割を果たしている．臨床検体を解析すると，日頃硝子体手術で切除している後部硝子体皮質や増殖膜，黄斑上膜，内境界膜の病理学的意義が直接的にわかり，手術のそれぞれの手技の目的と効果をはっきりと理解できる．また硝子体検体からも網膜疾患の情報を得られることもわかってきた．網膜疾患において臨床検体を科学した上でOCT等の画像診断を利用すると，それぞれの画像所見の病理学的意義を鮮やかに想像することができ一層病態の理解が進むと考えられる．

Key Words 網膜，硝子体，後部硝子体皮質，内境界膜，Adenosine triphophate（ATP）

はじめに

網膜疾患病態の解明には病理学的考察が不可欠となるが，近年古典的な摘出眼球による病理観察に加え新たな解析が可能となってきている．手術時に硝子体や内境界膜（MEMO），増殖膜，網膜の一部を正確に生検ができるようになり，病理学・分子生物学・細胞生物学的な観察が同時に，安全にできるようになった．これらは疾患病態の理解だけでなく，従来は診断に苦慮していた疾患で早期に確定診断・治療方針決定を可能にした．

また近年の光干渉断層計（optical coherence tomography：OCT）などの診断機器の発達は，これまでの病理学的な解析と比較可能な情報を提示し，新たな成果を生み出している．画像診断の所見を正確に理解するうえでも高解像度の詳細な病理観察は欠かせない．

本稿では，臨床検体から科学する過程を実例とともに紹介する．

1. 臨床検体の目的に応じた採取・処理方法

臨床検体の採取にあたって，目的によって処理方法が異なることに注意が必要となる．サイトカインやケモカイン，生理活性物質を測定するには冷蔵・氷冷のうえ，すみやかに測定することが必要で，冷凍保存が可能な場合もある．DNA，RNA抽出のためには抽出法に応じた準備が必要である．蛋白質の同定やフローサイトメト

MEMO

内境界膜……内境界膜は網膜内層を覆う膜様構造で，ミューラー細胞が形成した基底膜である．内境界膜は後極部で2.5〜3.5μmと厚みがあるが周辺部では薄くなる．構造的に網膜を裏打ちすることで物理的な網膜の強さ構造維持にはたらいているが，病的状態では収縮変化を生じて病態の形成に関与する．

Point

- 臨床検体の採取にあたって，目的によって処理方法が異なることに注意が必要．
- 詳細な病理学的解析には，組織採取から観察まで十分な準備が必要．
- 手術中に得られる標本は，組織の変性が少なく，また病勢が活発な時期の病理像が観察できる．
- 術中摘出組織の特異性を活かして多くの情報を得るためには適切な処理が必要．

リーでは使用する抗体や検査法に応じて未固定で測定するか，固定して測定するかを決めなければならない．病理組織学的検査には術中迅速診断のように無固定や弱固定で観察する場合もあれば，免疫染色や電子顕微鏡観察のように固定法を工夫する場合もある．臨床検体では得られる組織が少ないことが多く，どのような目的で，どのような検査をおこなうのか，どの検査を組み合わせるか，検体をどう割り振るかをよく決めて取り掛かる必要がある．

2. 電子顕微鏡を中心とした病理学的解析法

高解像度の詳細な病理学的解析には，組織採取から観察まで十分な準備を要する．組織標本では，この過程は①目的組織の切り出し・トリミング，②固定，③洗浄・溶媒置換，④細切，⑤包埋，⑥面出し，⑦薄切，⑧染色といった工程が必要となる．固定にはパラホルムアルデヒド，ホルマリン，グルタールアルデヒドなどが用いられ，後者ほど固定が強く微細構造が保たれるが，抗原性などは低下する．通常の電子顕微鏡観察には固定に優れたグルタールアルデヒドが選択される．近年は外部業者に委託する場合も多いと思われるが，包埋や切り出しには採取者しか判らない情報もあり，本人がおこなう，もしくは立ち会うことが解析の成否につながる．

電子顕微鏡には透過型電子顕微鏡と走査型電子顕微鏡があり，それぞれ試料の準備法と観察対象，観察法が異なる．電子顕微鏡は一般の光学顕微鏡と似た部分も多く，決して難しいものではない．

3. 網膜切片，増殖膜，黄斑前膜，内境界膜の固定，包埋，観察

手術中に得られる標本は組織の変性が少なく，また病勢が活発な時期の病理像が観察できるというメリットがある反面，得られる組織はごくわずかで，変形しやすく摘出後の適切な処理が重要になる．

術中標本は非常に小さく，腫瘍性病変のように割を入れることは困難で，一般的には摘出組織を一塊として固定する．われわれは術中顕微鏡下で眼内灌流液を少量いれた清潔なエッペンドルフなどの小容器に組織を浮遊させ，固定液を追加して固定する方法をおこなっている．代表的な包埋法として，光学顕微鏡用にはパラフィンに包埋する方法，電子顕微鏡用にはエポン樹脂に包埋する方法がある．組織が小さいため確認が難しい場合はあらかじめ色素を用いて染色をしておくと，後の切片作製が容易となる．パラフィン切片は通常のヘマトキシリンエオジン染色に加え，免疫染色など適用範囲は広いが，組織が小さいために通常数枚〜10枚程度しか切片が取れない難点がある．エポン樹脂切片は電子顕微鏡用に薄切するため，切片は多数取れるが，得られる情報が断片的になる難点がある．図1に同じ網膜標本を用いた固定法と包埋法の差を示す．上段は10％中性ホルマリンで固定し，パラフィンに包埋した標本，下段は4％グルタール固定でエポン樹脂に包埋した標本である．試料にあった適切な処理の重要性が理解できる．

4. 増殖膜，網膜前膜，内境界膜などの伸展観察法

一般的に術中摘出組織は摘出後に複雑に折れ曲がり，そのまま包埋すると組織の元の形は理解しがたくなる．術中摘出組織の特異性を活かして多くの情報を得るために，伸展観察法を考案した[1)2)]．固定洗浄した膜組織を暗視野実体顕微鏡下で，スライドグラス上の水滴内に浮遊させたまま伸展し，徐々に濾紙で水分を取ることでグラス上に貼り付けることができ，組織の生体内での状態

を再現する．必要に応じて後固定をおこない，緩衝液を蒸留水に置換した後，風乾する．その後標本は光学顕微鏡，免疫染色，*in situ* hybridization，走査型電顕，透過型電子顕微鏡などを用いて観察する．標本は一検体につき一枚しか得られないが，細胞や細胞外基質，また特定の蛋白やmRNAの分布を空間的に把握できる利点がある．伸展法の実際を黄斑円孔症例の摘出内境界膜で紹介する．

　伸展した内境界膜は黄斑部が薄く，周辺ほど厚くなる様子が明瞭に観察される（図2）．また黄斑円孔周囲に細胞浸潤がみられる症例では，時に内境界膜に牽引を示す皺襞を生じている．黄斑円孔周囲の内境界膜を走査型電子顕微鏡を用いて観察すると，円孔と浸潤細胞の関係を明確に認識することができる（図3）．黄斑円孔形成過程にしたがい，初期には細胞浸潤はみられず，網膜裂孔から細胞が増殖しながら浸潤し，後部硝子体皮質上を

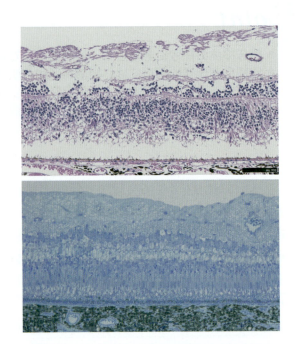

図1　固定と包埋方法による組織の形態維持の差

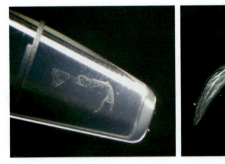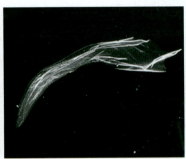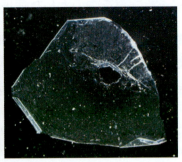

図2　臨床検体を使った内境界膜伸展観察法
（Hisatomi T *et al*, 2006[2)]より改変引用）

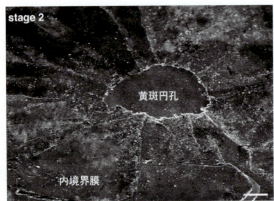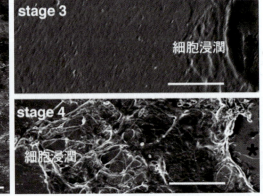

図3　走査型電子顕微鏡を用いた内境界膜伸展観察法
（Hisatomi T *et al*, 2006[2)]より改変引用）

Point

- 臨床検体から得られた所見と動物実験や培養細胞等の基礎研究から得られた所見を良く比較する．
- 臨床検体から得られた情報と眼底所見，画像所見を有機的に結びつけて理解することが重要．

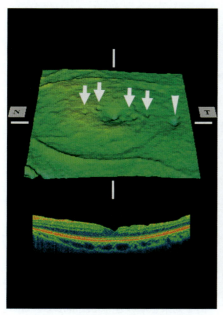
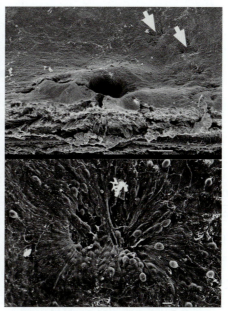

図4　内境界膜剥離後の3次元OCT像と走査型電子顕微鏡像の比較
(文献4)～5)より改変引用)

伸展して膜様構造を形成することが明らかとなった[2]．免疫染色をおこなうと中間径フィラメント（glial fibrillary acidic protein：GFAP）に富むグリア細胞が主体となって収縮を生じていることがわかる[1]．網膜への機械的刺激や内境界膜裂隙によりグリア細胞や色素上皮細胞が遊走し，後部硝子体皮質や後部硝子体剥離後の残存硝子体皮質を足場にして遊走・増殖し，細胞外基質の蓄積や更なる後部硝子体皮質や内境界膜の収縮をもたらし，病状が進行すると考えられる．これら臨床の疑問を解決するうえでは動物モデルを用いた更なる科学が威力を発揮する．一例を示すとわれわれは内境界膜剥離の功罪を解析した研究をおこなった（図4）．術後のOCTを詳細に観察するとdimple signとよばれる網膜内層の変化が観察されるが，走査型電子顕微鏡では網膜内層のMüller細胞の傷害が明瞭に観察された．内境界膜剥離による傷害には注意が必要である．手術の影響と術後の回復を動物モデルと臨床症例のOCTを比較することで具体的にイメージすることができる[4]～[6]．

5. 硝子体検体から網膜病態を理解する

通常の網膜硝子体疾患で網膜組織を大きく切除する機会は少ないが，その近傍の硝子体の解析から網膜疾患の状態をリアルタイムで把握することができる．網膜剥離や網膜下出血では網膜の視細胞にアポトーシスが起こり視機能が失われる．われわれは硝子体手術時に得られる標本を使ってadenosine triphosphate（ATP）を用いて視細胞死を観察する方法を考案した（図5）[7]．ATPはdamage-associated molecular patterns（DAMPs）の一つであり，細胞ストレス時や細胞死に伴って細胞内から

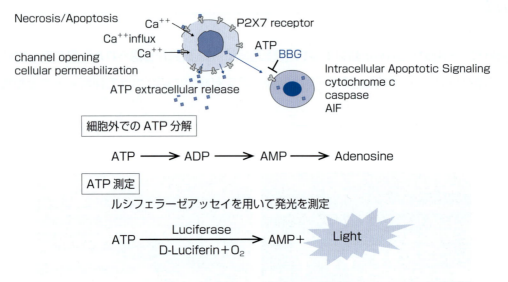

図5 ATP 放出過程と ATP 測定法

細胞外へ放出される．ATP は生理活性をもち，ルシフェラーゼアッセイを用いて発光を測定すると，採取した硝子体中にある ATP 濃度を微量の nM レベルで知ることができる．網膜剥離発症からの日数と ATP 濃度を解析すると，ATP 濃度の推移は動物実験から得られた視細胞のアポトーシスの頻度とみごとに相関し，ATP の濃度から採取時点での細胞死の発生を推定することができる[7)8)]．このように臨床検体からも網膜の病態を明らかにすることができる．

おわりに

臨床検体を解析すると，日頃硝子体手術で切除している後部硝子体皮質や増殖膜，黄斑上膜，内境界膜の病理学的意義が直接的にわかり，手術のそれぞれの手技の目的と効果をはっきりと理解ができる．網膜疾患において臨床検体を科学したうえで OCT を観察すると，それぞれの OCT 所見の病理学的意義を鮮やかに想像することができ，一層病態の理解が進むと考えられる．

文 献

1) Hisatomi T et al：A new method for comprehensive bird's-eye analysis of the surgically excised internal limiting membrane. *Am J Ophthalmol* **139**：1121-1122, 2005
2) Hisatomi T et al：Cellular migration associated with macular hole：a new method for comprehensive bird's-eye analysis of the internal limiting membrane. *Arch Ophthalmol* **124**：1005-1011, 2006
3) Gass JD：Idiopathic senile macular hole. Its early stages and pathogenesis. *Arch Ophthalmol* **106**：629-639, 1988
4) Hisatomi T et al：Internal limiting membrane peeling-dependent retinal structural changes after vitrectomy in rhegmatogenous retinal detachment. *Retina*：in press, 2017
5) Hisatomi T et al：Incomplete repair of retinal structure after vitrectomy with internal limiting membrane peeling. *Retina* **37**：1523-1528, 2017
6) Hisatomi T et al：Ultrastructural changes of the vitreoretinal interface during long-term follow-up after removal of the internal limiting membrane. *Am J Ophthalmol* **158**：550-556. e1, 2014
7) Notomi S et al：Dynamic increase in extracellular ATP accelerates photoreceptor cell apoptosis via ligation of P2RX7 in subretinal hemorrhage. *PLoS One* **8**：e53338, 2013
8) Hisatomi T et al：HIV protease inhibitors provide neuroprotection through inhibition of mitochondrial apoptosis in mice. *J Clin Invest* **118**：2025-2538, 2008

特集 臨床検体で科学する！

網膜／眼内液
～眼内VEGFと網脈絡膜疾患～

澤田　修
SAWADA Osamu

滋賀医科大学眼科学講座

VEGFは網膜浮腫または新生血管を伴う網脈絡膜疾患の重要な病因である．臨床検体として，眼内液である前房水を採取し，眼内VEGF濃度を測定することにより，その疾患の活動性や抗VEGF薬の効果と持続時間を知ることができる．また，カニクイザルのような実験動物を用いることにより，実際の症例では不可能なより細かい経時的変化を測定でき，抗VEGF薬の効果，効果の持続時間，非投与眼への影響を調べることができる．

Key Words　前房水，血管内皮増殖因子，ベバシズマブ，ラニビズマブ，アフリベルセプト

はじめに

　最近の網膜疾患に対する治療では，パラダイムシフトが起こっている．加齢黄斑変性（age-related macular degeneration：AMD），近視性脈絡膜新生血管，網膜静脈閉塞症，糖尿病黄斑浮腫（diabetic macular edema：DME）の病態において，血管内皮増殖因子（vascular endothelial growth factor：VEGF）が重要な役割をしていることが示されている[1]．AMD患者から外科的に切除した中心窩下の線維血管組織からVEGFとVEGFのmRNAが同定され[2]～[5]，増殖糖尿病網膜症，虹彩新生血管，網膜中心静脈閉塞症で眼内VEGF濃度は増加していることが示された[6]．現在，これらの網膜疾患に対し，抗VEGF薬硝子体内注射が第一選択とされている．抗VEGF薬であるラニビズマブ，アフリベルセプトはAMD，近視性脈絡膜新生血管，網膜静脈閉塞症に伴う黄斑浮腫，DMEに対し，わが国でも認可されている．

　眼内のVEGF，抗VEGF薬の薬物動態を調べるために眼内液を採取するが，硝子体液を採取するより前房水を採取するほうが比較的安全にできる．今回は臨床検体として眼内液である前房水を採取し，眼内のVEGF，抗VEGF薬の薬物動態を調べた結果をまとめて述べる．

1. PDRに対するベバシズマブ硝子体内注射前後の前房水VEGF濃度

　われわれは増殖糖尿病網膜症（PDR）手術症例に対し，手術補助剤としてベバシズマブ1.25mg/0.1mLの硝子体内注射（IVB）をおこない，1週後に硝子体手術をおこなった．ベバシズマブ硝子体内注射前と硝子体手術前に，前房水0.1mLを採取し，enzyme-linked immunosorbent assay（ELISA）法を用いてVEGF濃度を測定した．IVB前の前房水VEGF濃度は対照群より有意に高値で，注射後1週では前房水VEGF濃度は全例，測定下限値まで低下した（図1）[7]．

　つぎにIVBが注射をしていない反対眼に影響があるかを検討した．両眼硝子体手術適応であったPDR手術症例に手術補助剤としてIVBをおこない，1週間後，第1眼に硝子体手術をおこない，その際に，前房水を採取後に，第2眼にIVBをおこない，1週後，第2眼に硝子

Point

- AMD，DME などの黄斑疾患において，眼内 VEGF 濃度は上昇する．
- 眼内 VEGF を調べるためには眼内液を採取するが，硝子体液よりも前房水採取が比較的安全である．

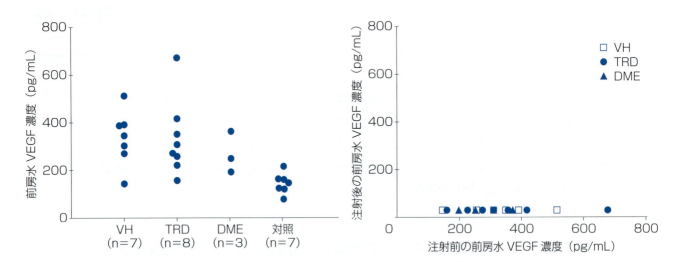

図1 糖尿病網膜症に対するベバシズマブ硝子体内注射前後の前房内 VEGF 濃度
左：ベバシズマブ硝子体内注射前の前房水 VEGF 濃度．右：ベバシズマブ硝子体内注射前後の前房水 VEGF 濃度．
(Sawada O et al, 2007[7])より改変引用)

体手術をおこなった．第1眼の IVB1 週後，第1眼の前房水 VEGF 濃度は測定下限以下に減少したが，第2眼の前房水 VEGF 濃度は，第1眼の IVB 前にくらべ，変化を認めなかった（図2）[8]．しかし，第1眼の IVB 前に第2眼の前房水は採取できないので，動物眼で確認した．

2. サルでの抗 VEGF 薬硝子体内注射後の眼内 VEGF 濃度の変化

Miyake らは，カニクイザルを用いて，ベバシズマブ硝子体内注射前後の変化を確認した．カニクイザルの片眼に IVB をおこない，注射前，注射後1日，3日，1週，2週，4週，6週，8週に，両眼前房水を採取し，前房水 VEGF 濃度を測定した．IVB 施行眼では，前房水 VEGF 濃度は注射後1日で測定感度以下に低下し，注射後6週で注射前の濃度に差を認めなくなった．IVB 非施行眼では，前房水 VEGF 濃度に変化は認めなかった．

また，IVB 施行眼および非施行眼の前房水ベバシズマブ濃度，血清ベバシズマブ濃度を測定した．IVB 施行眼の前房水ベバシズマブ濃度は注射1日後，高値ではあるが，血清ベバシズマブ濃度にくらべて，減少速度が早く，8週で低値となった．IVB 非施行眼の前房水ベバシズマブ濃度は低く，検出はされたが，2週後には検出されていない（図3）[9]．

また，Kakinoki らはカニクイザルの無硝子体眼での，IVB 後の眼内 VEGF 濃度の変化を報告した．カニクイザルに硝子体手術を施行し，手術前後で前房水 VEGF 濃度を比較した．前房水 VEGF 濃度は，硝子体手術前にくらべ，硝子体手術後3ヵ月に減少した．無硝子体眼に対し IVB 施行後，前房水 VEGF 濃度をみていくと，注射後1日で測定感度以下に低下し，注射後2週で検出されはじめ，有硝子体眼においては注射後4週では測定感度以下であったが，無硝子体眼では4週以降で注射前の値と差を認めなくなった（図4）[10]．

つぎに Niwa らは有硝子体眼および無硝子体眼で，ラ

特集 臨床検体で科学する！

Point

- PDRにおいて，IVB 1週間後の前房水VEGFは，投与前と比較し有意に低下した．
- また，非注射眼の前房水VEGFは投与前と変わらず，IVBは非注射眼にほとんど影響を与えない．

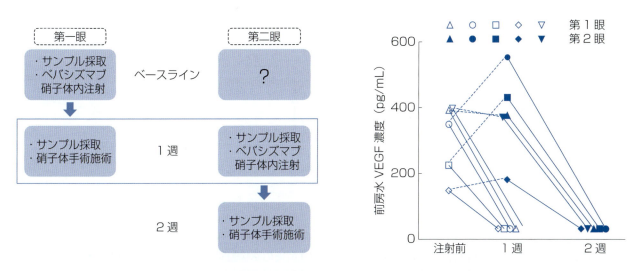

図2 糖尿病網膜症に対するベバシズマブ硝子体内注射後の非注射眼の前房内VEGF濃度
左：前房水採取・硝子体手術の手順．右：ベバシズマブ硝子体内注射前後の前房水VEGF濃度．
(Sawada O et al, 2008[8])より改変引用)

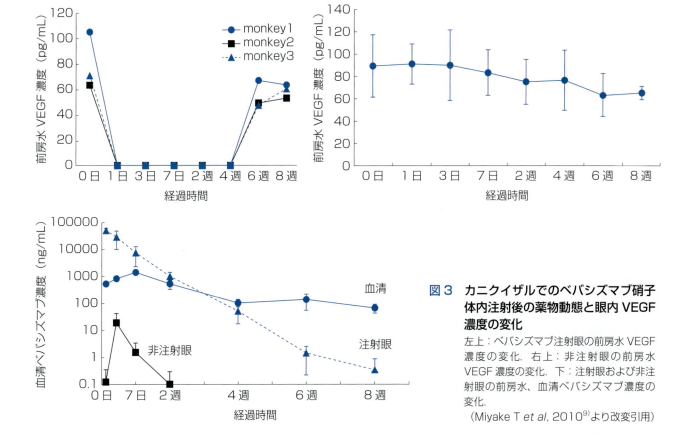

図3 カニクイザルでのベバシズマブ硝子体内注射後の薬物動態と眼内VEGF濃度の変化
左上：ベバシズマブ注射眼の前房水VEGF濃度の変化．右上：非注射眼の前房水VEGF濃度の変化．下：注射眼および非注射眼の前房水、血清ベバシズマブ濃度の変化．
(Miyake T et al, 2010[9])より改変引用)

Point

- AMDへのIVAの隔月投与により，前房水VEGF濃度は投与前と比較し有意に低下した．
- また，サルの前房水VEGFは投与後8週で上昇，ヒトでは上昇を認めず，IVAの効果はヒトでより持続していた．

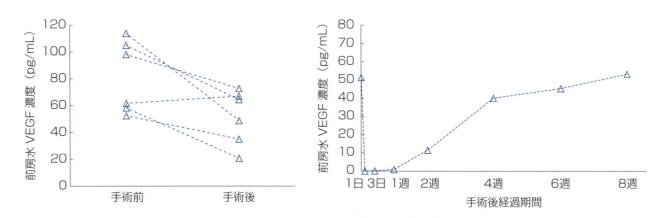

図4 カニクイザルでの無硝子体眼のベバシズマブ硝子体内注射後の薬物動態と眼内VEGF濃度の変化
左：硝子体手術後の前房水VEGF濃度の変化．右：ベバシズマブ注射眼の前房水VEGF濃度の変化．
(Kakinoki M et al, 2012[10]より改変引用)

ニビズマブ硝子体注射（IVR），アフリベルセプト硝子体内注射（IVA）後の薬物動態と眼内VEGF濃度の変化を調べた．有硝子体眼，無硝子体眼にIVRを施行し，前房水ラニビズマブ濃度を測定し，またIVAを施行し，前房水アフリベルセプト濃度を測定した．ラニビズマブ，アフリベルセプトともに無硝子体眼で減少速度が早く，有硝子体眼よりも2週早く，検出以下に減少した．前房水VEGF濃度は，無硝子体眼において，IVR後1日で，測定感度以下に低下し，有硝子体眼より2週早く，注射後2週後で検出されはじめ，4週以降で，注射前の濃度に戻った．IVA後の前房水VEGF濃度は，1日で測定感度以下に低下し，注射後4週まで測定感度以下で，有硝子体眼より2週早く，5週で検出されはじめた（図5）[11]．

3. AMDに対する抗VEGF薬硝子体内注射の眼内への影響

Wangらは，AMDに対し，IVRを毎月または隔月でおこない，各注射前に前房水を採取し，前房水VEGF濃度を測定した．IVRを毎月施行した群では，注射後1ヵ月でほとんどが測定下限値以下に減少し，2ヵ月後も減少は維持された．カニクイザルの実験では，IVR後3週までは前房水VEGF濃度は低下し，4週からは増加していたので，ヒトでの効果のほうが長く持続していた．IVRを隔月で施行した群では，投与開始2ヵ月後，有意に低下はしているが，毎月施行した群の1ヵ月後にみられた測定下限値以下の低値は，維持されなかった（図6）．カニクイザルの実験では，IVR後4週から増加，8週後は投与前と有意差はなくなっていたが，ヒトでは2ヵ月後でも投与前より低い値であった[12]．

つぎにSawadaらは，AMDに対し，IVAを隔月でおこない，各注射前に前房水を採取し，前房水VEGF濃度を測定した．先に述べたWangらの報告では，IVRを隔月で施行した群における投与後2ヵ月の前房水VEGF濃度は，そのほとんどが測定下限値までは低下しなかったが，IVA後2ヵ月では，全例で前房水VEGF濃度は測定下限値以下に低下した．カニクイザルの実験では，IVA後6週までは前房水VEGF濃度は低下し，8週では増加し，IVA前と差は認められなくなっていた

● 特集 臨床検体で科学する！

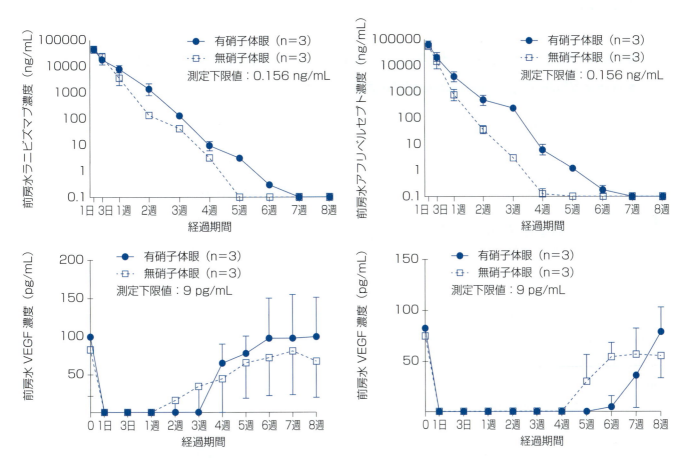

図5 有・無硝子体眼のラニビズマブ，アフリベルセプト硝子体内注射後の薬物動態と眼内VEGF濃度の変化
左上：有・無硝子体眼のラニビズマブ硝子体注射後の前房水ラニビズマブ濃度の変化．右上：有・無硝子体眼のアフリベルセプト硝子体注射後の前房水アフリベルセプト濃度の変化．左下：有・無硝子体眼のラニビズマブ硝子体注射後の前房水VEGF濃度の変化．右下：有・無硝子体眼のアフリベルセプト硝子体注射後の前房水VEGF濃度の変化．
(Niwa Y et al, 2015[11]より改変引用)

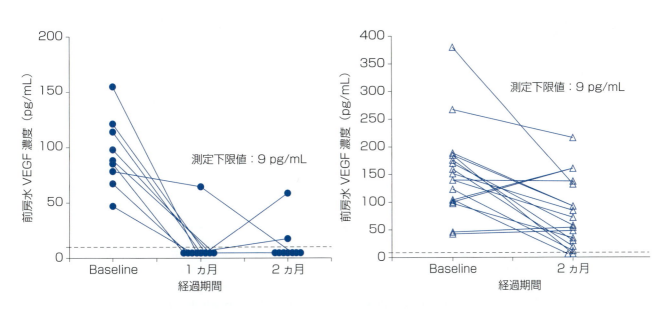

図6 AMDに対する毎月または隔月ラニビズマブ硝子体内注射の眼内への影響
左：毎月ラニビズマブ投与群の前房水VEGF濃度の変化．右：隔月ラニビズマブ投与群の前房水VEGF濃度の変化．
(Wang X et al, 2014[12]より改変引用)

- DME，AMDともにIVA隔月投与により，前房水VEGF濃度は2ヵ月間抑制された．
- 前房水VEGF濃度は眼軸長に負の相関を示す．

ので，ヒトでの効果のほうが長く持続していた[13]．

4. DMEに対する抗VEGF薬硝子体内注射の眼内への影響

DMEに対し，IVB，IVR，IVAをおこない，注射前後の前房水VEGF濃度を測定した．IVB後1ヵ月で，前房水VEGF濃度は有意に減少し，IVR後1ヵ月で，前房水VEGF濃度は12例中10例で測定下限値以下に減少した．つぎにIVR毎月施行群とIVR隔月施行群で，前房水VEGF濃度の変化を比較した．AMDに対し毎月施行群と隔月施行群を比較した結果と同様に，IVRを毎月施行した群では，注射後1ヵ月でほとんどが測定下限値以下に減少し，2ヵ月後も減少は維持されたが，IVR隔月施行群では，投与開始2ヵ月後，有意に低下はしているが，毎月施行した群の1ヵ月後にみられた測定下限値以下の低値は，維持されなかった．

また，DMEに対し，IVAを隔月でおこない，各注射前に前房水を採取し，前房水VEGF濃度を測定した．AMDの結果と同様に，IVA後2ヵ月では，全例で前房水VEGF濃度は測定下限値以下に低下した．

5. 眼内VEGF濃度と眼軸長

白内障手術前に前房水を採取し，前房水VEGF濃度を測定し，眼軸長と相関関係を評価した．前房水VEGF濃度は眼軸長と有意に負の相関を示し，眼軸長が長くなれば前房水VEGF濃度は減少する．眼軸長が長くなる，すなわち近視が強くなれば眼内VEGF濃度は減少し，近視眼では糖尿病網膜症は発症しにくく，悪化しにくくなる理由の一つになるかもしれない[14]．

おわりに

AMD，近視性脈絡膜新生血管，DME，網膜静脈閉塞症の主要な病因はVEGFであることが判明し，VEGFを標的とした治療薬が開発され，日常臨床において使用されている．臨床検体として前房水を採取し，VEGFと網膜疾患との関連，抗VEGF薬の効果を調べるために前房水VEGF濃度，抗VEGF薬の濃度を評価してきた．今後も新たな病因となる第二，第三の因子が発見され，それらの因子を標的とした薬剤も開発されていくであろう．臨床検体としての前房水は，新たな因子やそれらを標的とした薬剤の動態を評価するために役に立つであろう．

文献

1) Campochiaro PA et al：Anti-Vascular Endothelial Growth Factor Agents in the Treatment of Retinal Disease：From Bench to Bedside. *Ophthalmology* **123**（10S）：S78-S88, 2016
2) Lopez PF et al：Transdifferentiated retinal pigment epithelial cells are immunoreactive for vascular endothelial growth factor in surgically excised age-related macular degeneration-related choroidal neovascular membranes. *Invest Ophthalmol Vis Sci* **37**：855-868, 1996
3) Frank RN et al：Basic fibroblast growth factor and vascular endothelial growth factor are present in epiretinal and choroidal neovascular membranes. *Am J Ophthalmol* **122**：393-403, 1996
4) Kliffen M et al：Increased expression of angiogenic growth factors in age-related maculopathy. *Br J Ophthalmol* **81**：

154-162, 1997
5) Kvanta A *et al*：Subfoveal fibrovascular membranes in age-related macular degeneration express vascular endothelial growth factor. *Invest Ophthalmol Vis Sci* **37**：1929-1934, 1996
6) Aiello LP *et al*：Vascular endothelial growth factor in ocular fluid of patients with diabetic retinopathy and other retinal disorders. *N Engl J Med* **331**：1480-1487, 1994
7) Sawada O *et al*：Vascular endothelial growth factor in aqueous humor before and after intravitreal injection of bevacizumab in eyes with diabetic retinopathy. *Arch Ophthalmol* **125**：1363-1366, 2007
8) Sawada O *et al*：Vascular endothelial growth factor in fellow eyes of eyes injected with intravitreal bevacizumab. *Graefes Arch Clin Exp Ophthalmol* **246**：1379-1381, 2008
9) Miyake T *et al*：Pharmacokinetics of bevacizumab and its effect on vascular endothelial growth factor after intravitreal injection of bevacizumab in macaque eyes. *Invest Ophthalmol Vis Sci* **51**：1606-1608, 2010
10) Kakinoki M *et al*：Effect of vitrectomy on aqueous VEGF concentration and pharmacokinetics of bevacizumab in macaque monkeys. *Invest Ophthalmol Vis Sci* **53**：5877-5880, 2012
11) Niwa Y *et al*：Ranibizumab and Aflibercept：Intraocular Pharmacokinetics and Their Effects on Aqueous VEGF Level in Vitrectomized and Nonvitrectomized Macaque Eyes. *Invest Ophthalmol Vis Sci* **56**：6501-6505, 2015
12) Wang X *et al*：Aqueous vascular endothelial growth factor and ranibizumab concentrations after monthly and bimonthly intravitreal injections of ranibizumab for age-related macular degeneration. *Graefes Arch Clin Exp Ophthalmol* **252**：1033-1039, 2014
13) Sawada T *et al*：Aqueous vascular endothelial growth factor and aflibercept concentrations after bimonthly intravitreal injections of aflibercept for age-related macular degeneration. *Clin Exp Ophthalmol*：[Epub ahead of print], 2017
14) Sawada O *et al*：Negative correlation between aqueous vascular endothelial growth factor levels and axial length. *Jpn J Ophthalmol* **55**：401-404, 2011

特集 臨床検体で科学する！

視神経炎のバイオマーカー

毛塚 剛司
KEZUKA Takeshi

毛塚眼科医院，東京医科大学臨床医学系眼科学分野

近年，視神経炎では自己免疫を原因とする病態が注目されている．その理由は，視神経炎の病態に直接関与すると考えられる2つの抗体が同定されたことにある．抗アクアポリン4（AQP4）抗体は，神経グリア細胞の一種であるアストロサイトを標的とした抗体であり，抗AQP4抗体が陽性である視神経炎は基本的にステロイド抵抗性である．抗myelin-oligodendrocyte glycoprotein（MOG）抗体は，オリゴデンドロサイトを標的とした抗体であり，抗MOG抗体が陽性である視神経炎の多くは再発性である．これらの抗体を測定することにより，視神経炎の病態がはっきりし，よりよい治療に結び付くと考えられている．

Key Words 視神経炎，抗アクアポリン4抗体，抗MOG抗体，自己抗体

はじめに

特発性視神経炎の原因は，脱髄に代表される自己免疫がその主因であった．脱髄の原因には，神経グリア細胞の一種であるオリゴデンドロサイトを標的として起こることが知られており，とくにmyelin-oligodendrocyte glycoprotein（MOG）が原因抗原として重要である．最近，視神経炎においてMOGに対する抗体検査が可能になり，抗MOG抗体が陽性例では通常の視神経炎とはやや異なる病像を呈することが知られてきた．さらに，ステロイド抵抗性の視神経炎において，神経グリア細胞の一種であるアストロサイトを標的として発症する抗アクアポリン4（AQP4）抗体の関与が明らかになりつつある．特発性視神経炎では，神経免疫学的にいくつかのパターンで分類することが可能となり，本稿では抗AQP4抗体と抗MOG抗体に焦点を当てて述べたいと思う．

1. 抗AQP4抗体と視神経炎の関連について

AQP4はアストロサイト上の膜抗原であり，おもに体内水分バランスの調整にあたっている．自己抗原である抗AQP4抗体がなぜ産生されるのかはいまだ定かではないが，視神経脊髄炎（neuromyelitis optica：NMO）の多くで抗体陽性となることが知られている[1]．抗AQP4抗体は神経グリア細胞の一種であるアストロサイトを標的とする．現在までの報告をまとめて検討された抗AQP4抗体陽性視神経炎のガイドラインでは，抗AQP4抗体陽性視神経炎は全視神経炎の10％程度であり，9：1で女性に多いことが判明している[1]．また，抗AQP4抗体陽性視神経炎は，基本的にステロイド抵抗性である[1]．

抗AQP4抗体の測定にはELISA法とcell-based assay（CBA）法がある（表1，MEMO）．ELISA法は保険適応なので，特発性視神経炎が疑われたらなるべく早めにELISA法で抗AQP4抗体を測定することが勧められる．

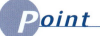

Point

- 自己免疫性視神経炎の関連抗体2種（抗AQP4抗体，抗MOG抗体）が最近同定された．
- 抗AQP4抗体は神経グリア細胞の一種であるアストロサイトを標的とする．
- 抗AQP4抗体陽性視神経炎は全視神経炎の10%程度であり，9：1で女性に多い．
- 抗AQP4抗体陽性視神経炎は基本的にステロイド抵抗性である．

表1 抗AQP4抗体のおもな測定法

測定法	特徴
Cell-based assay（CBA） （生細胞アッセイ）	・M23アイソフォームを膜上に発現したものを抗原としている ・非常に高感度 ・特異的 ・最も信頼できる ・商業サービスあり（3万円くらい）
ELISA （RSR社製キット）	・抗原が膜上にない（Met-1） ・感度や特異度はCBAに比べて低い ・保険適応（1000点）

表2 視神経炎における抗AQP4抗体測定法の違い

抗AQP4抗体 （測定法）	感度	特異度	陽性的中率	陰性的中率
ELISA	69%	96%	90%	86%
CBA	77%	100%	100%	90%

（Kezuka T et al, 2016[3]より改変引用）

しかし，視神経脊髄炎関連疾患（neuromyelitis optica spectrum disorder：NMOSD）の国際診断基準では，抗AQP4抗体測定にはCBA法を強く推奨している[2]．確かに，AQP4上でM23アイソフォームを膜上に発現したものを抗原としているCBA法は非常に高感度であり，抗原が膜上にないELISAと比較して信頼度が高いとされている（表1）．このWingerchukらの報告[2]は視神経炎単独の検討ではなく，脊髄炎症例が多く含まれている．このため，われわれは以前に視神経炎のみの患者に対して，抗AQP4抗体測定法の違いにより感度および特異度に違いがあるか検討した[3]．結果を表2に示すが，ELISAでは感度69%，特異度96%，陽性的中率90%，陰性適中率86%であった[3]．一方，CBAでは感度77%，特異度100%，陽性的中率100%，陰性適中率90%となった[3]．これらの結果から，視神経炎においてCBAのほうがELISAより感度，特異度ともにすぐれるが，その差がわずかであることが判明した．

2017年4月より，AQP4上のM1分子を標的とした

MEMO

抗AQP4抗体の測定 …… 抗AQP4抗体の測定にはELISA法とcell-based assay（CBA）法がある．ELISA法は保険適応となっているので，特発性視神経炎が疑われたらなるべく早めにELISA法で抗AQP4抗体を測定する．

- 抗MOG抗体は神経グリア細胞の一つであるオリゴデンドロサイトを標的とする．
- 抗MOG抗体陽性視神経炎は全視神経炎の10％程度であり，男女差はない．
- 抗MOG抗体陽性視神経炎は再発することが多い．

表3 視神経炎におけるAQP4上のM1もしくはM23分子を標的としたELISA系の感度および特異度

	CBA	M1（旧）	M23（新）
感度	100.0%	73.3%	86.7%
特異度	100.0%	100.0%	98.2%

n＝70
（清水広之ほか，2017[4]）より改変引用）

表4 脊髄炎主体のNMOSDと視神経炎主体のNMOSDとの比較（感度と特異度）

既報（脊髄炎）

	CBA	ELISA M1	ELISA M23
感度	91.9%	59.7%	72.6%
特異度	100.0%	97.8%	98.9%

本検討（視神経炎）

	CBA	ELISA M1	ELISA M23
感度	100.0%	73.3%	86.7%
特異度	100.0%	100.0%	98.2%

（高橋利幸ほか，2016[5]）より改変引用）

旧型ELISAシステムに代わり，AQP4の膜上にあるM23分子を標的抗原とした新しいELISA測定キットが採用された．これを受けてわれわれは，視神経炎におけるAQP4上のM1もしくはM23分子を標的としたELISA系の感度および特異度を検討した[4]．結果を表3に示すが，感度はCBAで100％とすると，旧型であるM1キットでは73.3％，新型であるM23キットでは86.7％であった[4]．特異度では，CBAで100％とすると，M1キットでは100％，M23キットでは98.2％であった[4]．これらの結果から，M1キット，M23キットともに，感度はCBA法よりは低いが両者ともに高く，とくに新しいM23キットではM1キットにくらべて感度が高いことが判明した．視神経炎ではELISA法とCBA法で差がわずかである一方，他疾患ではまた異なる結果となることが知られている．NMOSDでも，脊髄炎主体の場合と視神経炎単独病変の場合で異なっていることを表4に示す[5]．高橋らによると，脊髄炎ではM1キットELISAでは感度59.7％，M23キットELISAでは感度が72.6％と改善していた[5]．一方，われわれが検討した視神経炎では，M1キットELISAでは感度73.3％，M23キットELISAでは感度が86.7％と脊髄炎より感度が高い傾向にあった[5]．これらの検討から，視神経炎患者より得られた血清中抗AQP4抗体は，ほかの臓器特異的疾患にくらべてELISAでも十分に信頼がおける測定結果が得られると思われる．脊髄炎と視神経炎において，抗AQP4抗体に対するELISA測定の差異がみられる原因はまだ判明していない．しかし，両疾患の組織に対する抗原抗体反応の親和性などがおそらく異なっており，ELISA測定結果に差異がみられると推測される．

一方，もしELISA陰性でステロイド抵抗性の視神経炎がみられた場合には，抗AQP4抗体をCBAで測定することが国際診断基準通りに推奨される（MEMO）．

MEMO

ELISA陰性 …… 特発性視神経炎で，抗AQP4抗体を測定して陰性となってもステロイド治療で再発したり，抵抗性の場合，抗AQP4抗体や抗MOG抗体をCBA法で測定する．どちらの抗体も現在，受託測定として検査可能である．

2. 抗MOG抗体と視神経炎の関連について

　抗MOG抗体は神経グリア細胞の一つであり，オリゴデンドロサイトを標的とする．抗MOG抗体は脱髄性疾患にみられるが，とくに視神経炎に多くみられるとされる[6]．抗MOG抗体は以前はELISAで測定されていたが[7]，CBAのほうが感度，特異度ともに良好のため，最近ではほとんどの例においてCBAで測定されている[8,9]．CBAにおいてもとくに，MOG全長（full-length human MOG）と限定されたIgG1抗体を用いることにより，特異度が高くなる傾向がある[10]．抗MOG抗体をELISA法，CBA法のどちらで測定した場合でも共通する臨床的特徴は，一般的な特発性視神経炎にくらべて再発しやすいことである[7〜9,11]．

　最近，日本神経眼科学会が主体となり，厚生労働省から助成を得て，視神経炎の全国調査がおこなわれている．これによると，抗MOG抗体陽性視神経炎は，全視神経炎の10％程度であり，男女差はなく，視神経乳頭が腫脹していることが多く，眼痛をきたしやすいが，ステロイド療法による反応は良好であった[12]．これまでは，倫理委員会の認可を受けた施設のみで抗MOG抗体測定の全国調査をおこなってきたが，2017年11月13日からコスミックコーポレーションより抗MOG抗体の受託測定が開始された．抗MOG抗体の受託測定はCBA法でおこなわれており，全国のどの施設でも自由に測定できるようになっている．

おわりに

　自己免疫性視神経炎のバイオマーカーのうち，最近注目されている抗AQP4抗体および抗MOG抗体について簡単に概略およびその測定法について述べた．これらのバイオマーカーが注目されてからまだ日が浅いが，日本神経眼科学会が主体となって難治性視神経炎において，抗体がどのように病態に関与しているのか調査検討中である．平成29年度で終了する抗MOG抗体および抗AQP4抗体陽性視神経炎の全国調査の結果から新しいエビデンスが形成され，今後の視神経炎の診断治療に有用な情報が得られると期待される．

文　献

1) 抗アクアポリン4抗体陽性視神経炎診療ガイドライン作成委員会：抗アクアポリン4抗体陽性視神経炎診療ガイドライン．日本眼科学会雑誌 118：446-460，2014
2) Wingerchuk DM et al：International consensus diagnostic criteria for neuromyelitis optica spectrum disorders. *Neurology* 85：177-189, 2015
3) Kezuka T et al：Comparison of antibody detection assays for serum anti-aquaporin-4 antibodies in optic neuritis. American Academy of Ophthalmology (AAO) Meeting 2016, Chicago, Oct 14-18, 2016
4) 清水広之ほか：視神経炎における抗AQP4抗体測定法の比較検討．第121回日本眼科学会総会，東京，2017年4月6-9日
5) 高橋利幸ほか：M23抗原を用いたAQP4Ab ELISA「コスミック」IIキットの基礎的・臨床的検討．医学と薬学 73：1297-1300, 2016
6) 毛塚剛司：抗ミエリンオリゴデンドロサイトグリコプロテイン抗体陽性視神経炎の診断．神経眼科 34：274-280，2017年
7) Kezuka T et al：Relationship between NMO-antibody and anti-MOG antibody in optic neuritis. *J Neuroophthalmol* 32：107-110, 2012
8) Sato DK et al：Distinction between MOG antibody-positive and AQP4 antibody-positive NMO spectrum disorders. *Neurology* 82：474-481, 2014
9) Matsuda R et al：Clinical Profile of Anti-Myelin Oligodendrocyte Glycoprotein Antibody Seropositive Cases of Optic Neuritis. *Neuroophthalmology* 39：213-219, 2015
10) Waters P et al：MOG cell-based assay detects non-MS patients with inflammatory neurologic disease. *Neurol Neuroimmunol Neuroinflamm* 2：e89, 2015
11) Pache F et al：MOG-IgG in NMO and related disorders：a multicenter study of 50 patients. Part 4：Afferent visual system damage after optic neuritis in MOG-IgG-seropositive versus AQP4-IgG-seropositive patients. *J Neuroinflammation* 13：282, 2016
12) 石川均ほか：難治性視神経炎全国調査—2017年度結果報告—．第55回日本神経眼科学会総会，横浜，2017年11月10-11日

特集 臨床検体で科学する！

感染性ぶどう膜炎・眼内炎／眼内液

中野 聡子
Nakano Satoko

大分大学眼科学講座

2013年に感染性ぶどう膜炎・感染性眼内炎に対する網羅的PCR検査が先進医療として認められたが，当時のPCRは繁雑で，限られた専門施設でしか施行できなかった．2015〜2017年に迅速・簡便・安価な検査キット「Strip PCR」「Direct strip PCR」の多施設共同研究がおこなわれたことを契機に，先進医療を申請し，眼感染症網羅的PCR検査を自施設で施行する施設が全国で増加している．既存のPCR装置を利用可能で，検査部の協力を得て導入する施設も多い．2018年に感染性ぶどう膜炎キットが発売された．将来の保険適応をめざしている．

 Key Words　Strip PCR，Direct strip PCR，先進医療，感染性ぶどう膜炎，感染性眼内炎

はじめに

眼感染症網羅的PCR検査「Strip PCR」[1]は，微量検体から眼感染症主要病原微生物を網羅検出するマルチプレックス・リアルタイムPCRキットである（MEMO）．試薬がキット本体にコーティングされているため簡便で，いままで導入困難であった施設でも自施設で検査できるようになった．多項目同時測定が可能で，従来の単項目の定量リアルタイムPCRを複数種類おこなうよりも安価，用手操作が少なく時短であり，日和見感染症（先進医療）などの眼感染症以外のキットもあることから検査部が率先して導入する施設も多い．DNA精製操作が不要でさらに迅速簡便となった改良版「Direct strip PCR」[2〜4]技術を用いた「感染性ぶどう膜炎キット」が研究用試薬として2018年2月に発売され，臨床性能試験，体外診断用医薬品申請を準備している．

従来の感染性ぶどう膜炎の眼内液検査は，保険適応の検査は多量の検体が必要で，希望項目すべてを検査できないことがあった．また，微量検体に対応する受託PCR検査は，保険診療外のため受託費用の施設負担が大きかった．感染性ぶどう膜炎・感染性眼内炎に対する網羅的PCR検査は先進医療（MEMO）であり，自施設で検査を施行すれば施設の費用負担はなくなる．何より，採血検査のように数時間後に結果を得られることで，病因診断にもとづいた治療を安心して開始できるようになった．先進医療申請は施設基準・規定症例数を満

MEMO

マルチプレックス・リアルタイムPCR……PCRは温度変化のサイクルをくり返して遺伝子を増幅する．マルチプレックスPCRは多項目同時に増幅するPCR法で，必要検体量が少なく眼科微量検体に適している．量的情報が得られるリアルタイムPCRは，主要微生物の推測や微生物量の経時変化観察に役立つ．

特集 臨床検体で科学する！

Point

- 「感染性ぶどう膜炎キット」はHSV1～6型，HTLV-1，梅毒，トキソプラズマの9項目．
- 感染症ぶどう膜炎の診断，除外診断（ステロイド・免疫抑制剤投与前，術前）に有用．

たせば難しくない．「感染性ぶどう膜炎キット」導入・先進医療申請について詳説する．

1.「感染性ぶどう膜炎キット」の構成

「Direct Strip PCR」技術を用いた「感染性ぶどう膜炎キット」は，8個の小さいPCRチューブが連結したstrip本体1個と大きな試薬チューブ1個で構成される（図1）．PCRに必要な試薬はあらかじめコーティングされており，繁雑なピペット操作が最小限で済むことからPCR経験者がいない施設でも施行可能で，検査部への導入も依頼しやすくなった．

2.「感染性ぶどう膜炎キット」の検査項目

「Direct Strip PCR」は複数の蛍光プローブを使い分けることで，1つのPCRチューブで複数項目を測定する．最初に開発したプロトタイプは培養結果が早く得られやすい細菌類は除外し，ウイルス，寄生虫，真菌を中心に構成し，12連stripチューブで全24種類の眼感染症主要病原微生物，HSV1，HSV2，VZV，EBV，CMV，HHV6，HHV7，HHV8，HTLV-1，アデノウイルス，カンジダ（Candida .spp, C. glabrata, C. krusei），アスペルギルス，フザリウム，真菌28S rRNA（ribosomal RNA），P. acnes，結核，梅毒，クラミジア，細菌16S rRNA，トキソカラ，トキソプラズマ，アカントアメーバを網羅した．

製品版は対象疾患ごとに項目を絞り，2015～2017年に施行された多施設共同研究の結果をふまえて，「感染性ぶどう膜炎キット」の項目をHSV1，HSV2，VZV，

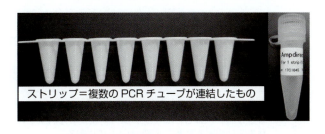

図1 感染性ぶどう膜炎キット（Direct Strip PCR）
8連のstrip本体1個と試薬チューブ1個で構成されている．

EBV，CMV，HHV6，HTLV-1，梅毒，トキソプラズマに決定し，研究用試薬として発売した．体外診断用医薬品申請を予定している．ほかに，感染性角結膜炎キット，薬剤耐性遺伝子を含んだ感染性眼内炎キットの発売を準備している．

3.「感染性ぶどう膜炎キット」の適応

HSV1，HSV2，VZV，EBV，CMV，HHV6，HTLV-1，梅毒，トキソプラズマを原因とする感染症ぶどう膜炎の診断に有用で，多施設研究での結果は感度・特異度ともに良好であった．その迅速性から外来・術中の迅速検査として使用されることもある．

また，その網羅性により，サルコイドーシスなどの非感染性疾患の補助診断，ステロイド・免疫抑制剤・TNFα阻害薬投与前，術前の感染症ぶどう膜炎除外診断の一助となる．これらは，感染性ぶどう膜炎の見逃しが重篤な有害事象の発生につながるため，臨床所見の注意深い観察，全身検査，PCR以外の眼科検査を十分施行したうえで，「感染性ぶどう膜炎キット」を用いたPCR検査を施行することで，より安心して治療を開始

MEMO

先進医療 …… 厚生労働大臣が定める高度の医療技術を用いた療養で，施設基準に該当する保険医療機関は届出により保険診療と併用できる．先進医療に掛かる費用は患者が全額自己負担するが，一般保険診療と共通する部分は保険給付される．

- 十分な活動性の炎症を有する治療開始前検体（前房水・硝子体・最小13μL）推奨．
- 臨床診断に基づき，目的微生物を念頭に置いて Strip PCR をおこなう．
- 自施設導入にはリアルタイム PCR 装置があればよい（マルチプレックス推奨）．
- 装置は，すでに検査部や学内共通機器に導入されていることが多いので確認する．

表1 先進医療対象疾患

ウイルスに起因する難治性の眼感染疾患に対する迅速診断（PCR法）
豚脂様角膜後面沈着物若しくは眼圧上昇の症状を有する片眼性の前眼部疾患（ヘルペス性角膜内皮炎又はヘルペス性虹彩炎が疑われるものに限る．）又は網膜に壊死病巣を有する眼底疾患（急性網膜壊死，サイトメガロウイルス網膜炎又は進行性網膜外層壊死が疑われるものに限る．）
細菌または真菌に起因する難治性の眼感染疾患に対する迅速診断（PCR法）
前房蓄膿，前房フィブリン，硝子体混濁又は網膜病変を有する眼内炎

（厚生労働省ホームページを改変：http://www.mhlw.go.jp/topics/bukyoku/isei/sensiniryo/kikan01.html）

することができるようになった．ただし，結核・トキソカラなど PCR での検出率が低い病原体は含んでいないこと，検出された病原微生物が必ずしも起炎病原微生物とは限らないこと，眼内液検査のみでは全身感染症は除外できないことに注意が必要である．

4.「感染性ぶどう膜炎キット」に用いる検体

液状検体（前房水・硝子体）は，前処理なしで試薬チューブに混合可能である．最小 13μL でよい．前房水採取はディスポーザブル房水ピペット 30G（ニプロ）が便利で，硝子体は無灌流下で採取した検体を推奨するが，灌流液混入検体や排液を遠心した沈渣からもよく検出される．検体採取は無菌操作を心掛ける．

なお，高感度の PCR とはいえ，存在しないものを検出することはできない．検体は十分な活動性の炎症を有することが必須で，治療前の検査が望ましい．ステロイドなどで消炎されている症例，さまざまな治療後に病因が不明となった陳旧例は適応ではない．所見を注意深く観察して臨床診断をおこない，陽性が予測される微生物を念頭に置いて検査をおこなうことが検出成功の秘訣であり，無闇に検査してもよい結果は得られない．

5.「感染性ぶどう膜炎キット」を自施設導入するには

まず，検査部や学内共通機器にリアルタイム PCR 装置があることを確認する．マルチプレックス対応機種を推奨するが，1色（FAM）の通常の PCR に対応するキットも同時発売している．ほかはマイクロピペットが必須で，できれば安全キャビネット，プレートミキサー，遠心機もあるとよい．動作確認済装置は大分大学眼科のホームページ（http://www.med.oita-u.ac.jp/ganka/pcr/）に掲載されている．ホームページ内には「Direct Strip PCR」「先進医療」導入サポートについての情報もあり，試薬の販売状況などの最新情報も掲載している．

6. 眼感染症網羅的 PCR 診断と先進医療

「ウイルスに起因する難治性の眼感染疾患に対する迅速診断（PCR法）」と「細菌または真菌に起因する難治性の眼感染疾患に対する迅速診断（PCR法）」に分かれており，対象が限定されている（表1）．PCR の有用性が知られる HTLV-1 やトキソプラズマ，クラミジア，アカントアメーバなどは先進医療の対象ではない．検査をおこなうこと自体が先進医療であるため，対象疾患で

Point

- まずは受託で「Strip PCR」を試してみる．
- 自施設検査・先進医療申請をおこなうと，費用の施設負担がなく，結果もすぐに得られる．

表2 おもな先進医療申請基準

(1)主に実施する医師（1名）
・眼科10年目以上で，眼科専門医または感染症専門医である．
・PCRを用いた眼感染症診断経験*が1年以上，20例以上ある．

(2)医療機関
・眼科・内科を標榜し，眼科常勤医3名以上，内科常勤医，臨床検査技師がいる．
・倫理委員会がある．届出後，最初の症例の実施前に開催する．
・医療安全管理委員会を設置．
・PCRを用いた眼感染症診断症例*が15例以上ある．

＊：「ウイルスに起因する難治性の眼感染疾患に対する迅速診断（PCR法）」は多項目定性PCR，「細菌または真菌に起因する難治性の眼感染疾患に対する迅速診断（PCR法）」は細菌16S・真菌28S領域のDNA量をPCRで測定することと定義されている．「感染性ぶどう膜炎キット」，プロトタイプのStrip PCR（24項目，細菌16S・真菌28S領域のDNA量測定を含む）を用いた検査も，先進医療対象疾患に用いた場合は経験症例数に含むことができる．外注・受託検査を含むことはできない．
（厚生労働省ホームページを改変：http://www.mhlw.go.jp/topics/bukyoku/isei/sensiniryo/kikan01.html）

あれば結果の陽性・陰性を問わない．先進医療保険，先進医療特約付保険加入者は給付が受けられること，先進医療費部分は高額療養費制度の対象ではないことを事前に患者に説明するとよい．

7. 先進医療申請基準

おもな先進医療申請基準を示す（表2）．

8.「Strip PCR」導入と先進医療申請フローチャート（図2）

2017年末現在，「Strip PCR」を用いた受託検査は，理化学研究所の神戸アイセンター病院でのみで受け付けている．自施設導入を検討する場合も，まず受託検査を試してから導入するとスムーズである．最初の症例としては，急性網膜壊死やサイトメガロウイルス角膜内皮炎などが結果がわかりやすい．なお，受託検査は検体の輸送を含めると結果判明まで数日掛かる．また，先進医療申請の経験症例数に含めることはできず，費用も施設負担となるため，できるだけ早い時期に自施設検査へ移行するとよい．

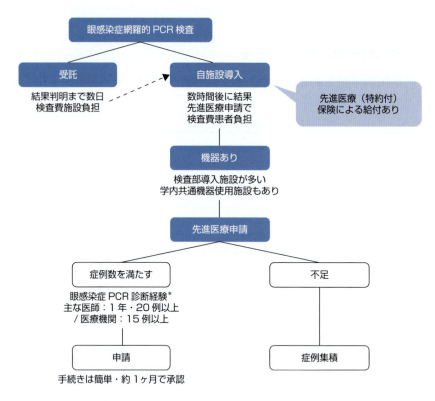

図2 「Strip PCR」導入と先進医療申請フローチャート

おわりに

　先進医療から保険診療へつなげるには，施行施設を増やさなければならない．「難治性の眼感染疾患に対する迅速診断（PCR法）」はすぐれた検査法として2013年に先進医療となったが，簡便なキットがなく施行施設が増えなかった．2015年に「Strip PCR」，2017年に「Direct Strip PCR」が開発され，いままでPCRと無縁だった施設でも検査が可能になったことで先進医療申請施設が急激に増加しており，将来的な保険収載に向けて一歩前進した．PCRは何でも教えてくれる魔法の杖ではない．しかし，十分な臨床診断にもとづいて，目的病原微生物を念頭に検査をおこなえば，病因診断に有用な情報を与えてくれる強力なツールとなる．いままで経験に頼るしかなかった感染性ぶどう膜炎の初期治療が，病因診断にもとづいて迅速に開始できるようになったことは大きい．「感染性ぶどう膜炎キット」発売を契機に，全国に遍く広がり，保険適応となれば患者にとっても大きな福音となると期待される．

文　献

1) Nakano S et al：Establishment of Multiplex Solid-Phase Strip PCR Test for Detection of 24 Ocular Infectious Disease Pathogens. *Invest Ophthalmol Vis Sci* **58**：1553-1559, 2017
2) 中野聡子：網羅的PCRによる眼感染症診断．臨床眼科 **70**（増刊号）：40-44, 2016
3) 中野聡子：病原微生物検索のための新しい網羅的PCRシステム．眼科手術 **30**：100-104, 2017
4) 中野聡子：網羅的迅速PCR検査による眼感染症の診断．眼科 **59**：1479-1484, 2017

特集 臨床検体で科学する！

ぶどう膜炎／切除組織〜セルブロック法を用いた硝子体切除標本の診断〜

武田 篤信
TAKEDA Atsunobu

国立病院機構九州医療センター眼科

ぶどう膜炎の硝子体手術は治療目的だけでなく，診断を目的におこなうことがある．診断目的で硝子体手術がおこなわれる代表疾患として眼内悪性リンパ腫があげられる．眼内悪性リンパ腫は生命にかかわる疾患であり，確定診断の有無により，その後の治療方針は大きく変わる．眼内悪性リンパ腫の確定診断には細胞診や組織診断による悪性細胞の検出が必須であるが，硝子体から回収される検体量は微量であり困難であることが多い．われわれの施設では，塗抹細胞診だけでなく，硝子体手術時に回収した眼内灌流液から作製したセルブロックを利用した細胞診をおこなっており，診断率向上に寄与している．

Key Words 硝子体手術，眼内悪性リンパ腫，細胞診，セルブロック，組織診断

はじめに

ぶどう膜炎の治療は，まず原因を検索した後に原因が同定されれば副腎皮質ステロイド，抗生剤，あるいは抗ウイルス薬などの治療が開始される．しかし，治療に反応しない場合，治療に反応しているが疾患活動性が高く，薬物治療だけでは不十分な場合，あるいは続発症が生じた場合には外科的治療を選択することがある．以前はぶどう膜炎に対する硝子体手術については侵襲が大きく，手術により病態増悪を招くリスクが高かったことから，慎重になされてきたが，手術機器の進歩，小切開化，手術アジュバントとしての可視化剤の使用などにより硝子体手術の安全性が向上してきたため，硝子体手術の適応が拡大している．

ステロイド治療に反応しない，硝子体混濁を伴うぶどう膜炎のなかには，眼内悪性リンパ腫が含まれることがあり，治療目的だけでなく診断目的で硝子体手術をおこなうことがある．眼内悪性リンパ腫は，症状と所見などの病像がぶどう膜炎と類似する，いわゆる「仮面症候群」とよばれる代表疾患の一つで，適切に診断，治療しなければ早期に死に至りやすい．

本稿では，診断目的で施行した硝子体手術により得られた硝子体サンプルからの眼内悪性リンパ腫の組織診断について，筆者らの施設の方法について紹介する．

1. 眼内悪性リンパ腫に対する硝子体手術

眼内悪性リンパ腫は中枢神経系原発悪性リンパ腫に含まれる．原発部位は，中枢神経系あるいは眼内原発が主であるが，まれに中枢神経系以外の臓器原発の転移性眼内悪性リンパ腫がある[1]．眼内悪性リンパ腫の発症は，平均年齢63歳で，やや女性に多い[2]．日本全国の大学病院におけるぶどう膜炎の疫学調査において，2002年では原因の1％，2009年の調査では2.5％を占めており，診断技術の向上による可能性もあるが，増加傾向にある[3]．眼内悪性リンパ腫の組織型の約9割が非ホジキン

Point

- 臨床所見から眼内悪性リンパ腫が疑われれば，診断目的での硝子体手術適応となる．
- 眼内悪性リンパ腫は生命に関わる疾患であり，専門の施設を紹介することが望ましい．
- 眼内悪性リンパ腫の確定診断は細胞診により悪性細胞を検出することによる．
- サイトカイン測定，遺伝子再構成の検出，フローサイトメトリーによるモノクロナリティの検出などはあくまでも補助診断である．

リンパ腫でかつ，びまん性大細胞型Bリンパ腫（diffuse large B-cell lymphoma：DLBCL）である．5年生存率は約60％と予後不良の疾患で，発症数年以内に約80％の症例に頭蓋内浸潤がみられると報告されている[2)4)]．そのため，早期診断，早期治療が必要である．

1）目的

眼内悪性リンパ腫の確定診断には，眼内組織からの悪性細胞の検出（class Ⅳ以上）が必要である．しかし，硝子体細胞診では，検体量が少ない，あるいは反応性のリンパ球や死滅した細胞のコンタミネーションといった要因により，検出率は約40％に過ぎず，確定診断に至らないことも多い[2)]．そのため，補助診断として，①臨床所見〔索状あるいはオーロラ状の硝子体混濁（図1），黄白色の網膜下浸潤病巣（図2）など〕，②眼内液IL-10濃度の上昇，もしくはIL-10/IL-6濃度比1以上，③サザンブロッティングやPCRによる免疫グロブリンあるいはT細胞受容体の遺伝子再構成の検出，④フローサイトメトリーによるB細胞やT細胞に変異したリンパ球様細胞のモノクロナリティの検出，などの結果から判断せざるを得ないこともある．

筆者らの施設では塗抹細胞診（**MEMO**）だけでなく，硝子体手術中に眼内灌流液の廃液からセルブロック（**MEMO**）を作製し，細胞診をおこなっている（以下，セルブロック法）[5)]．

2）硝子体手術のタイミング

臨床所見から眼内悪性リンパ腫が疑われたら，適応と

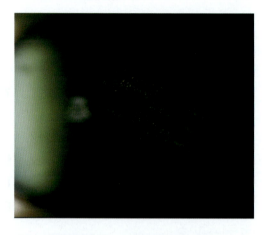

図1 眼内悪性リンパ腫の硝子体混濁

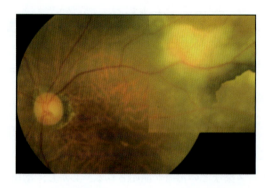

図2 眼内悪性リンパ腫・網膜下腫瘤型の眼底写真

なる．硝子体細胞が少ない場合にはただちには手術をおこなわず，前房水IL-10，IL-6の濃度測定や，頭部MRI，PET-CTなどの全身精査を並行しつつ，硝子体混濁が増加するのを数週間程度待った後に手術をおこなうこともある．

MEMO

塗抹細胞診 …… われわれの施設では，硝子体液を遠心分離した後に沈査をスライドグラスに塗布し，パパニコロウ染色をおこなっている．Class分類（パパニコロウ分類）を用いて，陰性（Class Ⅰ，Ⅱ），擬陽性（Class Ⅲ，Ⅲa，Ⅲb），陽性（Ⅳ，Ⅴ）で悪性度を判定している．

特集 臨床検体で科学する！

Point

- 白内障手術を併用した硝子体手術時の眼内灌流液からセルブロックを作製する際には，眼内灌流液中に水晶体が混入するのを避ける必要がある．
- 眼内灌流液中の硝子体の回収は難しいが，ケナコルトを使用すると回収しやすくなる．ただし，細胞診の所見に影響を及ぼす可能性が懸念される．
- セルブロックは長期保存が可能である．後に病理組織学的検査やPCRによる遺伝子再構成の検出に利用できることがある．

3）セットアップ

硝子体カッターは可能であれば，テストをせずにドライな状態にしておく．テストをしないと硝子体カッターが作動しない機器では，カッターのコネクターを外して，三方活栓を付け，清潔な空気をラインに通すなどしてできるだけドライにしておく．

4）サンプル採取の手技

手術時の年齢が，50歳代以上のことが多いので，白内障手術を併用することが多くなる．白内障手術併用例で硝子体灌流液を回収する場合は，白内障手術装置と硝子体手術装置のカセットパックを分けている．具体的には白内障手術終了時に白内障手術装置のカセットパックを硝子体手術装置のカセットパックに交換し，水晶体が混入しないようにしている．セルブロック法では水晶体の混入により，悪性細胞の検出率が低下するからである．

硝子体手術では3ポートをセットアップする．硝子体灌流ポートを開けずに，圧迫鉤で強膜を圧迫しながら，直視下で硝子体カッターを用いて約1mLの硝子体切除をおこなう．約1mLの硝子体を切除したら，切除および吸引を止め，硝子体灌流ポートを開けて灌流を開始し眼圧を元に戻す．眼内から硝子体カッターを出し，ライン内にある硝子体液を注射器にて圧出して，サンプル瓶に回収する．この際にサンプルを500mLずつに小分けしておく．サンプルをただちに4℃に保管し，手術終了直後に遠心した後に，沈殿物を塗抹細胞診，上澄みを

IL-10とIL-6のサイトカイン測定に用いている．残りの半分は遺伝子再構成の検査などに用いている．

つぎにケナコルトを硝子体内に散布し，硝子体を可視化した後に通常の硝子体手術の操作で硝子体切除をおこなう．硝子体切除は周辺部までできるだけおこなっている．切除された硝子体サンプルは硝子体手術装置のカセットパックに回収される．手術終了後ただちに硝子体カセットパックから硝子体灌流液を50mLのチューブに回収し，3,000rpm，20分間遠心する．この後，病理検査部にてパラフィン包埋後，薄切標本を作製し，ヘマトキシリン・エオジン（HE）染色（図3）やCD20（図4），CD79a，CD3，CD45ROなどの免疫染色をおこない，悪性細胞の検出，ならびに組織型を調べている．

ケナコルトを硝子体と懸濁することで，硝子体が沈殿しやすくなり回収効率はよくなると考えている．しかし，ケナコルトの混入により，ケナコルトの粒子あるいはステロイド薬の作用によって細胞診の所見に影響を及ぼす可能性が懸念されるがわれわれのこれまでの経験ではとくに問題を感じてはいない．

硝子体カッターの設定に関しては25ゲージまでは問題なく，カットレートも5,000cpmまでは問題ないことを確認している．

われわれの施設ではセルブロック法で約80％以上と高い検出率が得られている．その理由として，セルブロック法では硝子体全切除液を遠心して細胞密度を上げ，悪性細胞を検出しやすくしていることがあげられる．また，硝子体の中央付近は硝子体中の酸素分圧やグ

> **MEMO**
>
> **セルブロック** …… セルブロックとは細胞浮遊液を固形化し，病理検体のようにパラフィン包埋したものである．パラフィンブロックなので，取り扱いが容易で半永久的に保存可能である．薄切し連続切片が作製可能で，細胞形態診断に加えて，免疫染色，in situ hybridizationなどに使用可能である．

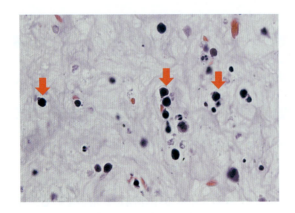

図3 セルブロック薄切標本のHE染色
悪性細胞（赤矢印）．
（Taki R et al, 2017[6]より改変引用）

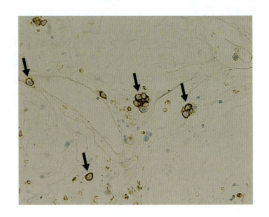

図4 セルブロック薄切標本のCD20免疫染色
悪性細胞（黒矢印）．
（Taki R et al, 2017[6]より改変引用）

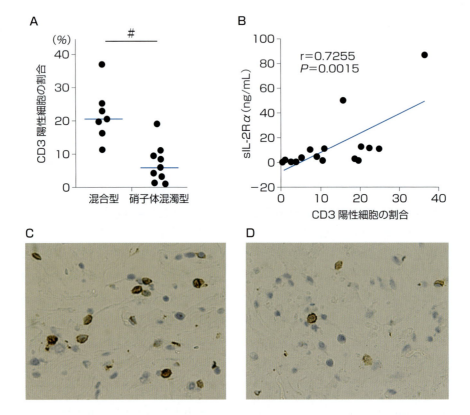

図5 眼内悪性リンパ腫における硝子体内CD3陽性細胞の浸潤と臨床像との関連について
A：混合型と硝子体混濁型における硝子体内細胞中CD3陽性細胞の割合の比較．B：硝子体内細胞中のCD3陽性細胞の割合と硝子体中可溶型IL-2受容体（sIL-2Rα）濃度との相関．C, D：混合型（C），硝子体混濁型（D）におけるセルブロック薄切標本におけるCD3免疫染色．
（Takeda A et al, 2015[7]より改変引用）

ルコース濃度が低く悪性細胞が少ないために硝子体手術開始時に硝子体中央部から得られた無希釈硝子体は必ずしも腫瘍細胞を多く含んでいない可能性がある．そのため無希釈硝子体の塗抹標本では塗抹面積が広く細胞密度が低くなりがちで，悪性細胞が検出されにくくなる可能性が考えられる．

セルブロックは長期保存が可能である．後に組織学的検査やPCRによる免疫グロブリンあるいはT細胞受容

体の遺伝子再構成の検出に利用できる．

　セルブロックを用いたわれわれの研究を紹介する．臨床所見から，眼内悪性リンパ腫を硝子体混濁型，網膜下腫瘤型，網膜下腫瘤を伴う硝子体混濁型（混合型）に分け，混合型と硝子体混濁型の硝子体中の細胞成分について，セルブロック法で得られた標本を用いて免疫組織化学的に比較したところ，混合型では硝子体混濁型にくらべ硝子体細胞中のCD3陽性細胞（T細胞）の占める割合が高く，T細胞の増殖・生存にかかわる因子である可溶型IL-2受容体の硝子体液中の濃度と正の相関を示すことがわかった（図5）[7]．混合型で硝子体中でのT細胞の割合が高いことについての臨床的意義は不明であるが，長期的な生命予後など，臨床所見との関連について調べている．

おわりに

　本稿では，われわれの施設での眼内悪性リンパ腫の組織診断の方法について紹介した．われわれの施設では眼内悪性リンパ腫の確定診断が得られれば，当院血液内科にて大量メトトレキサート療法などの全身化学療法，放射線治療をおこなっている．しかし，確定診断が得られなければ，全身化学療法，放射線治療は難しくなることから眼科医の責務は重大であると考えられる．他院の硝子体細胞診では陰性であったが，当院で再度硝子体生検をおこない，組織学的に悪性細胞を検出し，確定診断できた症例もある．細胞診，組織診断には眼内悪性リンパ腫の診断に精通した病理診断医の存在も大きく，眼内悪性リンパ腫が疑われる場合には専門の施設に相談することも重要であると思われる．われわれの方法が参考になり，眼内悪性リンパ腫の組織診断の一助となれば幸いである．

文　献

1) Cao X et al：Diagnosis of systemic metastatic retinal lymphoma. *Acta Ophthalmol* **89**：e149-e154, 2011
2) Kimura K et al：Clinical features and diagnostic significance of the intraocular fluid of 217 patients with intraocular lymphoma. *Jpn J Ophthalmol* **56**：383-389, 2012
3) Ohguro N et al：The 2009 prospective multi-center epidemiologic survey of uveitis in Japan. *Jpn J Ophthalmol* **56**：432-435, 2012
4) Chan CC et al：Current concepts in diagnosing and managing primary vitreoretinal (intraocular) lymphoma. *Discov Med* **15**：93-100, 2013
5) Matsuo T et al：Immunocytochemical diagnosis as inflammation by vitrectomy cell blocks in patients with vitreous opacity. *Ophthalmology* **119**：827-837, 2012
6) Taki R et al：Clinical features of systemic metastatic retinal lymphoma in japanese patients. *Ocul Immunol Inflamm* **25**：654-662, 2017
7) Takeda A et al：Distinct Profiles of Soluble Cytokine Receptors Between B-Cell Vitreoretinal Lymphoma and Uveitis. *Invest Ophthalmol Vis Sci* **56**：7516-7523, 2015

特集　臨床検体で科学する！

緑内障・酸化ストレスバイオマーカー

檜森 紀子
Himori Noriko

東北大学大学院医学系研究科神経感覚器病態学講座・眼科学分野

> 緑内障はわが国における成人中途失明原因第1位の疾患である．現在唯一エビデンスのある眼圧下降治療によって十分な眼圧下降を認めたにもかかわらず，緑内障が進行する症例を認めることが問題となっている．緑内障は多因子疾患として考えられており，なかでも酸化ストレスや抗酸化力が緑内障の病態に関与していることが報告され，注目されている．酸化ストレスマーカーが開発され，酸化ストレスに脆弱なヒトに対して抗酸化治療が展開されることが期待される．

Key Words　緑内障，酸化ストレス，抗酸化力，眼圧非依存性因子，神経保護

はじめに

　緑内障は40歳以上の約5％，70歳以上では11％が罹患するとされ，成人の中途失明原因第1位，加齢に伴って有病率の増える疾患でもある．日本国民の人口動態の急激な変化に伴い2040年に65歳以上の高齢者の割合は約40％となることが知られ，今後さらに緑内障有病者が増えることが考えられる．視覚は外界からの情報の80％を占めており生活の質を守るためにも，失明を予防することは重要なテーマである．

　Collaborative Normal-Tension Glaucoma Study（**MEMO**）で提唱された通り，われわれは視野保持のために眼圧を30％下降させる眼圧下降に重点を置いて治療しているが，30％の眼圧下降を得るのが難しい患者や眼圧が十分低いにもかかわらず視野障害の進行を認める症例も少なくないため，病態に即した新しい治療法の開発が望まれている．

　緑内障の基本病態である網膜神経節細胞死にかかわる障害因子として軸索障害，慢性虚血，グルタミン酸障害，血流障害，一酸化窒素，ミトコンドリア障害，酸化ストレスがあげられる．近年，緑内障の発症・進行に酸化ストレスが関与することが臨床・基礎研究で報告されており，本稿では臨床研究を中心に酸化ストレスと緑内障の関係を紹介したい．低レベルの酸化ストレスは生体機能の維持に重要であるが，酸化ストレスがそれに打ち勝つ力（抗酸化力）を上回ると多くの疾患（中枢神経変性疾患，悪性疾患，糖尿病，高血圧など）の発症・進行をもたらすと考えられている．

MEMO

Collaborative Normal-Tension Glaucoma Study …… 正常眼圧緑内障145名を対象に治療群（眼圧下降30％）66例，無治療群79例に割り付け，視野維持率を検討した．治療群は無治療群とくらべ有意に視野障害の進行が抑制され，眼圧下降の有効性を確認できたが，眼圧下降を認めるものの視野障害の進行を認める症例は20％認めた．

Point

- 活性酸素の産生とそれに対する抗酸化力のバランスが崩れることを「酸化ストレス」とよんでいる．
- 緑内障患者において酸化ストレスマーカーである尿中 8-OHdG が高値であり，視神経乳頭血流低下を介して緑内障の病態に影響を与えていることが明らかになった．

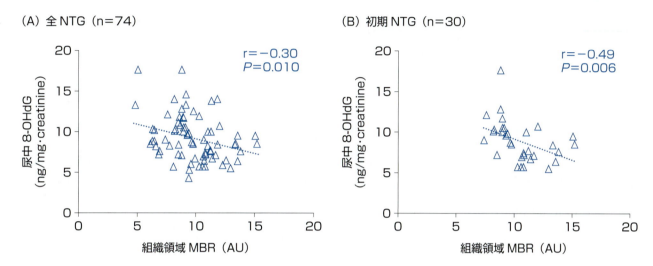

図1　酸化ストレスマーカーと視神経乳頭血流
NTG73例で酸化ストレスマーカーと視神経乳頭血流は相関を認め，初期NTGにおいてより強い相関を認める．NTG：正常眼圧緑内障患者（normal-tension glaucoma），MBR：mean blur rate

(Himori N et al, 2016[2])より改変引用)

1. 緑内障に対する酸化ストレスの関与を示す研究

身近なところでは喫煙・過度の飲酒・ストレス・老化は血流を低下させ，活性酸素を発生させる原因となる．これに対して生体内は多重な防御機構を有し，活性酸素の消去と障害の抑制・修復をおこなっている．しかし防御機構が破綻すると，過剰な活性酸素がその近傍にあるDNA（核酸）・蛋白・脂肪（脂質）を酸化的に修飾し，機能低下が引き起こされる．活性酸素の産生とそれに対する抗酸化力のバランスが崩れることを「酸化ストレス」とよんでいる．

標的成分である核酸や蛋白，脂質にみられる酸化修飾物である「酸化ストレスマーカー」は，多方面で解析がおこなわれている．臨床において網膜・視神経といった検体は得ることは困難であるが，血液・尿は比較的得ることが容易であるため，血液・尿検体を用いて酸化ストレスマーカーを計測し，緑内障と酸化ストレスの関与を示唆する報告があいついでいる．

酸化ストレスマーカーの一つである 8-hydroxy-2'-deoxyguanosine（8-OHdG）は DNA を構成する塩基の一つデオキシグアノシンがフリーラジカルなどによって酸化され，分子内に生成される．修復酵素によって正常なデオキシグアノシンに置き換えられ，DNAから切り出された 8-OHdG は代謝されずに血液を経て尿中に排出されるため，尿中 8-OHdG は酸化ストレスを評価できるバイオマーカーとして考えられている．また侵襲なく検査をおこなえるので，検者への負担が軽く外来で容易に施行できる検査となっている．Yuki らは正常眼圧緑内障患者の尿中 8-OHdG 濃度を測定し，5年後の視野障害進行との関与を検討したところ，進行群では有意に尿中 8-OHdG 濃度が高値であったという結果を報告し

Point

- 抗酸化力が低いヒトほど視野障害が進行していることから，全身の抗酸化力が緑内障の病態へ影響を与えていることが考えられる．
- エストロゲンは抗酸化作用をもち，神経保護作用を有することが指摘されている．

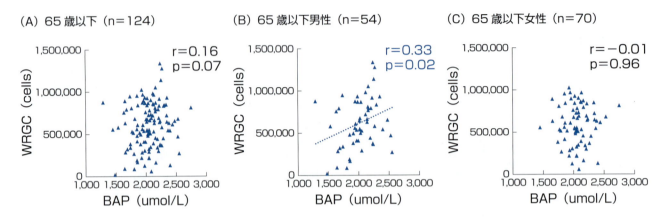

図2　抗酸化力と緑内障重症度
A：65歳以下の全緑内障患者においては，抗酸化力とWRGCは相関を認めない．B：65歳以下の男性緑内障患者においては，抗酸化力とWRGCは負の相関を認める．C：65歳以下の女性緑内障患者においては，抗酸化力とWRGCは相関を認めない．

(Asano Y et al, 2017[7])より改変引用)

ている[1]．われわれも正常眼圧緑内障患者，とくに初期の病期において尿中8-OHdG濃度と視神経乳頭血流が相関していることを明らかにしており，全身の酸化ストレスが視神経乳頭の血流低下を介して緑内障の病態に関与している可能性が示唆された（図1）[2]．

また，緑内障と関連が指摘されている酸化ストレスマーカーとして脂質酸化マーカーであるマロンジアルデヒドがあげられる．多価不飽和脂肪酸が活性酸素により生成され，脂質過酸化分解生成物の一つとして考えられる．血清中のマロンジアルデヒドが緑内障群は非緑内障群よりも高値であったということが報告されている[3)4)]．

2．緑内障に対する抗酸化力の関与を示す研究

活性酸素を消去する抗酸化力についても緑内障の病態との関連が示唆されているので紹介したい．

ビタミンC，カロテン，カタラーゼ，グルタチオンペルオキシダーゼ，スーパーオキシドジスムターゼなどは代表的な抗酸化物質である．正常眼圧緑内障患者は正常コントロールと比較し，血清中ビタミンC濃度が有意に低値であった[5]．

Biological antioxidant potential（BAP）は血清中の鉄還元能を示しており，ビリルビン，アルブミン，尿酸，ビタミンCなどの全身の抗酸化物質の影響を受け，全身の抗酸化力を示していると考えられている．指先から500μL程度の血液を採取し，フリーラジカル分析装置を用いて15分程度で結果が明らかになるため，外来にて容易に解析することができる．Tanitoらは正常コントロールと比較し開放隅角緑内障患者はBAPが低下していることを明らかにしている[6]．われわれは緑内障患者におけるBAPと緑内障重症度評価に有用な網膜神経節細胞数（weighted estimate of the number of retinal ganglion cells：WRGC）との関係を検討したところ，比較的若い男性緑内障患者においてBAPとWRGCが有意に相関することを明らかにした（図2）[7]．この結果は抗酸化力が低いほど視野障害が進行していることを示しており，全身の抗酸化力が緑内障の病態へ影響を与えていることを示唆している．

Point

- 抗酸化物質を多く含む食品を摂取することによって,緑内障の予防効果可能性が示されている.
- 抗酸化治療によって緑内障の発症や進行を予防できる可能性が考えられる.

　また全身の女性ホルモンであるエストロゲンは活性酸素を除去する抗酸化作用を介して[8],神経保護作用をもつことが明らかになっている[9].緑内障の病態におけるエストロゲンの関連が指摘されており,45歳前に閉経した女性は緑内障になるリスクが2.6倍高いこと[10],54歳以降に閉経した女性は緑内障になるリスクが低いことが明らかになっている[11].ヒト網膜神経節細胞層にはエストロゲン受容体が発現しているおり[12],エストロゲンは網膜神経節細胞における酸化ストレスを減弱させる効果を介して緑内障の病態に関与していることが考えられる.

　抗酸化力が低下し,酸化ストレスが上昇することが緑内障の発症や進行の要因の一つになっていると考えると,上述したように現在おこなわれている眼圧下降治療の限界を迎えているため,介入可能である生活習慣病の一つとして緑内障をとらえることもできる.

3. 抗酸化物質摂取による緑内障治療の可能性

　活性酸素を消去する抗酸化物質を摂取することで緑内障進行を抑制できる可能性から食生活改善は将来の緑内障治療の一つとして期待されている.Nurses' Health Studyでは474人の緑内障患者のビタミンA,ビタミンC,αカロテン,βカロテン,リコピンなどの摂取効果を解析したが,摂取による緑内障リスク軽減は認めなかったことが報告されている[13].一方,ビタミンA,ビタミンC,αカロテンを摂取することが緑内障のリスクを減らしていると報告されている.野菜や果物を摂取することで緑内障の病態に作用しているかは不明であるものの,65歳以上の女性においてニンジン,ケール,モモを摂取することによって緑内障のリスクが軽減されることが明らかになっている[14].

　National Health and Nutrition Examination Survey(**MEMO**)では,ビタミンCを最も摂取している群は摂取の少ない群と比較し緑内障発症が約50%減少していた[15].Harrisらは45名の緑内障患者に対し,Ginkgo biloba,ビタミン,コエンザイムQ10などの抗酸化物質を含むサプリメント投与による介入研究をおこなったところ,眼血流が改善したことを報告している[16].これらの研究成果は抗酸化物質を多く含む食品の摂取によって緑内障発症や進行を予防できる可能性を示しており,更なる緑内障における食事・栄養との関連に関する研究が期待される.

おわりに

　今回緑内障における酸化ストレスマーカーを中心に述べた.将来的に新しいバイオマーカーが開発されれば,眼圧依存性が低いと考えられる患者を選択することが可能になる.緑内障神経保護治療では現在唯一エビデンスのある眼圧下降治療をおこなったうえで,追加効果を期待できる神経保護治療が展開されることが望まれる.

MEMO

National Health and Nutrition Examination Survey …… ビタミンA,ビタミンC,ビタミンEの摂取量で4群に分け,緑内障罹患との関連を検討した.ビタミンCを摂取している上位四分位群は,ビタミンC摂取量下位四分位群とくらべ,緑内障発症が約50%減少していた.

文献

1) Yuki K, Tsubota K : Increased urinary 8-hydroxy-2'-deoxyguanosine (8-OHdG)/creatinine level is associated with the progression of normal-tension glaucoma. *Curr Eye Res* **38** : 983-938, 2013
2) Himori N, Kunikata H, Shiga Y et al : The association between systemic oxidative stress and ocular blood flow in patients with normal-tension glaucoma. *Graefes Arch Clin Exp Ophthalmol* **254** : 333-341, 2016
3) Nucci C, Di Pierro D, Varesi C et al : Increased malondialdehyde concentration and reduced total antioxidant capacity in aqueous humor and blood samples from patients with glaucoma. *Mol Vis* **19** : 1841-1846, 2013
4) Rokicki W, Zalejska-Fiolka J, Pojda-Wilczek D et al : Differences in serum oxidative status between glaucomatous and nonglaucomatous cataract patients. *BMC Ophthalmol* **17** : 13, 2017
5) Yuki K, Murat D, Kimura I et al : Reduced-serum vitamin C and increased uric acid levels in normal-tension glaucoma. *Graefes Arch Clin Exp Ophthalmol* **248** : 243-248, 2010
6) Tanito M, Kaidzu S, Takai Y et al : Status of systemic oxidative stresses in patients with primary open-angle glaucoma and pseudoexfoliation syndrome. *PLoS One* **7** : e49680, 2012
7) Asano Y, Himori N, Kunikata H et al : Age- and sex-dependency of the association between systemic antioxidant potential and glaucomatous damage. *Sci Rep* **7** : 8032, 2017
8) Wassmann S, Bäumer AT, Strehlow K et al : Endothelial dysfunction and oxidative stress during estrogen deficiency in spontaneously hypertensive rats. *Circulation* **103** : 435-441, 2001
9) Angoa-Pérez M, Jiang H, Rodríguez AI et al : Estrogen counteracts ozone-induced oxidative stress and nigral neuronal death. *Neuroreport* **17** : 629-633, 2006
10) Hulsman CA, Westendorp IC, Ramrattan RS et al : Is open-angle glaucoma associated with early menopause? The Rotterdam Study. *Am J Epidemiol* **154** : 138-144, 2001
11) Pasquale LR, Rosner BA, Hankinson SE et al : Attributes of female reproductive aging and their relation to primary open-angle glaucoma : a prospective study. *J Glaucoma* **16** : 598-605, 2007
12) Munaut C, Lambert V, Noël A et al : Presence of oestrogen receptor type beta in human retina. *Br J Ophthalmol* **85** : 877-882, 2001
13) Kang JH, Pasquale LR, Willett W et al : Antioxidant intake and primary open-angle glaucoma : a prospective study. *Am J Epidemiol* **158** : 337-346, 2003
14) Coleman AL, Stone KL, Kodjebacheva G et al : Glaucoma risk and the consumption of fruits and vegetables among older women in the study of osteoporotic fractures. *Am J Ophthalmol* **145** : 1081-1089, 2008
15) Wang SY, Singh K, Lin SC : Glaucoma and vitamins A, C, and E supplement intake and serum levels in a population-based sample of the United States. *Eye* (Lond) **27** : 487-494, 2013
16) Harris A, Gross J, Moore N et al : The effects of antioxidants on ocular blood flow in patients with glaucoma. *Acta Ophthalmol* : [Epub ahead of print], 2017

特集 臨床検体で科学する！

緑内障／眼内液〜緑内障における房水内生理活性物質の科学〜

小島 祥，井上 俊洋
KOJIMA Sachi, INOUE Toshihiro

熊本大学大学院生命科学研究部眼科学分野

> 緑内障の発症および進行の危険因子の一つである眼圧上昇は，房水の流出抵抗の上昇により生じる．房水の組成は特有であるが，定量技術の進歩により房水内に存在する微量な生理活性物質がつぎつぎと同定されている．緑内障病型によって上昇している生理活性物質は異なっており，バイオマーカーとなる可能性もある．さらに房水内生理活性物質は濾過胞の瘢痕化にも関与しており，生理活性物質阻害による瘢痕化抑制に期待がもたれている．房水内生理活性物質の同定から流出路や濾過胞に与える影響を明らかにする研究は，緑内障の病態生理の理解や術後成績の向上に寄与すると思われる．

 房水，生理活性物質，流出抵抗，トラベクレクトミー，創傷治癒

はじめに

　緑内障の本態は進行性の視神経症であり，眼圧下降のみが唯一進行を抑制しうる治療法とされている[1)2)]．眼圧を規定しているのは房水であり，房水の流出抵抗異常が眼圧上昇を引き起こすことから，緑内障の病態を考えるうえで，房水は非常に重要な役割を担っている．房水は特有の組成をしており，流出路の生理的変化に深くかかわっていることは以前より知られている．近年multiplex immunoassay 法（**MEMO**）の応用により，房水内の微量な蛋白質の定量が可能となり，サイトカインや増殖因子をはじめとするさまざまな生理活性物質の存在が明らかになってきた．本稿では，房水内の生理活性物質（**MEMO**）に主眼を置き，緑内障の病態生理やトラベクレクトミー後の組織瘢痕化への影響について，自験例を含めながら解説する．

1. 房水と眼圧

　房水は眼内組織を栄養する眼内液であり，毛様体上皮で産生される．産生された房水は，後房から瞳孔を通って前房へ入り，線維柱帯→シュレム管→集合管を経由して上強膜静脈へ流れる主流出路と，虹彩根部から毛様体筋の間隙を通過して脈絡膜上腔に流れる副流出路から眼外へと流出される．房水の産生と流出のバランスで眼圧は一定に保たれており，眼球形態も維持されている．高眼圧は，緑内障の発症および進行の危険因子の一つであるが，房水流出路における流出抵抗の上昇に因るといわれている[3)]．

MEMO

Multiplex immunoassay 法 ……… 抗体でコートした蛍光ビーズにフローサイトメトリーの技術を組み合わせた，蛋白質多項目同時解析システムである．少量のサンプルから多項目の測定が可能であり，採取量が限られている房水の解析には有用である．

Point

- 高眼圧は，緑内障の発症および進行の危険因子である．
- 眼圧上昇は房水流出路における流出抵抗の上昇により生じる．
- 房水は安全かつ簡便に採取可能な臨床検体である．
- multiplex immunoassay 法により房水中の微量な生理活性物質の同定も可能となった．

2. 房水内生理活性物質

生理活性物質は生体反応を制御する化学物質の総称であり，房水内にもサイトカインや増殖因子など，さまざまな生理活性物質が存在する．具体的な房水の採取方法と蛋白質の定量方法については下記に示すが，房水は比較的簡便かつ安全な方法で採取できる臨床検体である．前房の総容量は 250 μL 程度で採取量に限界があるのが欠点だが，定量技術の進歩により，少量の検体から多数の微量な蛋白質の測定が可能となり，従来の方法では同定されていなかった生理活性物質の存在がつぎつぎと明らかになってきている．

1) 房水採取の方法

われわれの施設では，30G 針をつけた 1mL シリンジを角膜輪部より刺入し，前房深度を確認しながら約 100 μL の前房水を採取している．採取した前房水はすみやかにクライオチューブに移し，ドライアイスで凍結させ，−80℃ で保存している．比較的低侵襲で安全な採取方法であり，房水はアクセスしやすい臨床検体といえる．しかしながら，潜在的には眼内組織の傷害や眼内炎のリスクもあるため，検体採取に関しては倫理委員会の承認および文書による同意書が必要である．

2) 房水内の生理活性物質の定量方法

・ELISA（enzyme-linked immunosorbent assay）

抗原抗体反応を利用した蛋白質の定量方法である．安価で簡便という利点から目的の蛋白質の検出や定量に広く用いられている手技であるが，少量の検体から多項目を解析するのは困難という欠点がある．

・Multiplex immunoassay 法

蛋白質の多項目同時解析システムである．ターゲット蛋白質に特異的な抗体に，2 色の蛍光色素の比率を変えて着色されたビーズを結合させ，ターゲット蛋白質-抗体-ビーズ複合体を作成し，フローサイトメトリーの技術により解析対象を定量する．2 色の蛍光色素の配合比率により理論的には最大 100 種類の抗体を識別することが可能であり，検体中に含まれる複数の因子の測定を同時にできる利点がある．1 回の測定に必要な検体量は 50 μL 程度とされている．感度は ELISA よりもすぐれており，微量な蛋白質の検出にも有用である．

3. 緑内障と房水内生理活性物質

房水内に存在する生理活性物質は線維柱帯やシュレム管内皮細胞に作用し，流出抵抗に影響を与えると考えられている．近年，房水内に存在する生理活性物質がつぎつぎと同定されており，病型によって異なる生理活性物質の上昇が報告されている（表 1）[4)~11)]．

トランスフォーミング増殖因子（transforming growth factor：TGF）-β_2 は緑内障眼，とくに開放隅角緑内障で上昇している生理活性物質である[4)5)]．TGF-β_2 は線維柱帯細胞において Smad シグナルを活性化させ，細胞外マトリックスの産生，分泌を上昇させる[12)]．また，Rho-ROCK シグナルも活性化させ，α-smooth muscle actin（SMA）の発現を更新させ，組織の収縮を促す作用もあり，総合的な作用で流出抵抗を上昇させると考えられている．Connective tissue growth factor（CTGF）

MEMO

房水内生理活性物質 …… 生理活性物質は生体反応を制御する化学物質の総称である．房水内にもサイトカインや増殖因子など多種の生理活性物質が存在する．房水流出路や濾過胞など前眼部組織に影響を与える因子であると考えられている．

特集 臨床検体で科学する！

Point

- 房水の流出抵抗に，房水内生理活性物質が影響している．
- 生理活性物質が緑内障病態のバイオマーカーとなる可能性がある．

表1 各緑内障病型で上昇が報告されている生理活性物質

緑内障病型	上昇が報告されている生理活性物質
開放隅角緑内障	TGF-β, EGF, PDGF-AA, IL-6, IL-8, IL-10, IL-12, MCP-1, SAA, IFN-γ, CXCL9, IP-10, MIP-1β, TNF-α
落屑緑内障	TGF-β, IL-8, CTGF, SAA, TNF-α
血管新生緑内障	IL-6, IL-7, IL-8, MCP-1, TNF-α VEGF, PDGF-AA, MIP-1β, IP-10
ぶどう膜炎続発緑内障	IL-6, IL-8, MCP-1, TNFα, VEGF
閉塞隅角緑内障	IL-8, CXCL9, IP-10, MIP-1β

（文献4)～11)をもとに作表）

は落屑緑内障で上昇が報告されている増殖因子であるが，TGF-βに誘導され，TGF-β同様に細胞外マトリックスの産生や分泌を亢進させるため，流出抵抗異常に影響を与える因子と考えられている[9]．

　血管内皮増殖因子（vascular endothelial growth factor：VEGF）は，ぶどう膜炎続発緑内障や血管新生緑内障などの続発緑内障で上昇が報告されているが[10][11]，流出抵抗に影響を与える生理活性物質として注目されている．*In vitro* および *ex vivo* における自験例では，VEGF-Aがシュレム管内皮細胞に発現するVEGF受容体2を介して流出率を上昇させることを明らかにしている[13]．さらに臨床においては，頻回の抗VEGF抗体硝子体注射が房水流出率を低下させ，眼圧上昇を引き起こすことが報告されている[14]．VEGFは伸展した線維柱帯から産生されるとの報告もあり[15]，高眼圧時に眼圧を下降させるためのホメオスタシスの一つともとらえられる．

　炎症性サイトカインも房水流出抵抗を増加させると報告されている．自験例ではMonocyte chemoattractant protein（MCP)-1がシュレム管内皮細胞シートの膜抵抗を低下させることや，摘出眼を用いた前房灌流実験においてMCP-1灌流で流出率が上昇することを確認している[16]．そのほかIL-6，IL-8，腫瘍壊死因子（tumor necrosis factor：TNF)-α も，流出率上昇に関与すると報告されている[17][18]．

　緑内障の病態には線維柱帯やシュレム管への酸化ストレスが関与しているという報告もあるが[19]，TGF-β2，IL-1，IL-6，IL-8は線維柱帯細胞死に関連する酸化ストレスの産生を促すと言われている[20][21]．

　このように緑内障の病態には複数の房水内生理活性物質が影響していると考えられる．産生源や流出抵抗異常にかかわるメカニズムについては不明な点も多いが，生理活性物質が緑内障病態におけるバイオマーカーとなる可能性が示唆される．

Point

- トラベクレクトミー後の創傷治癒に，房水内生理活性物質が影響している．
- 生理活性物質を阻害することで，濾過胞の瘢痕化を抑制できる可能性がある．

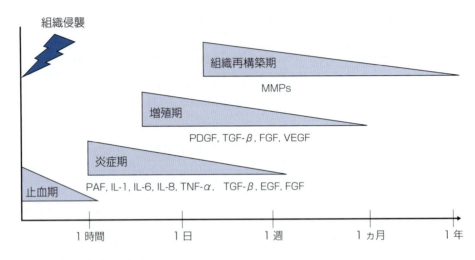

図1 創傷治癒過程に関わる生理活性物質

(文献 23)〜25)をもとに作図)

4. 緑内障手術と房水内生理活性物質

緑内障手術の代表であるトラベクレクトミーは，房水を前房から結膜下に直接流す流出路を作成する濾過手術であり，作成した流出路を長期維持できるかどうかが術後成績を左右する[22]．侵襲が加わった組織は，炎症期・増殖期・再構築期の3つの過程をオーバーラップしながら創傷治癒反応を進める．各過程には，増殖因子や炎症性サイトカインをはじめとする複数の生理活性物質が関与する（図1）[23)〜25)]．トラベクレクトミー後の創部には房水が直接流入するため，房水内の生理活性物質は術後成績に影響を与える重要な因子と考えられている．

TGF-βは組織の創傷治癒において重要な増殖因子の一つである．とくに房水内に多く存在しているTGF-β_2は，線維芽細胞の筋線維芽細胞化や細胞外マトリックスの産生を促す作用をもち，以前よりトラベクレクトミー後の瘢痕化抑制のターゲットとされている[26)27)]．実際に動物モデルで抗TGF-β_2抗体により濾過胞の瘢痕化抑制が証明されており[28]，臨床応用には至っていない

が[29]，現在もさまざまなTGF-β_2阻害薬を用いた研究が進められている．

VEGFは血管新生において重要な役割をもつ増殖因子として広く知られているが，マクロファージや好中球などの炎症性細胞の遊走や線維芽細胞の分化増殖を促進させる作用ももつ．そのためVEGFも瘢痕化抑制のターゲットとして研究が進められている．抗VEGF抗体はすでに眼の血管新生抑制に頻用されている薬剤であるが，動物モデルにおいてトラベクレクトミー時に抗VEGF抗体を前房内投与または結膜下投与することで濾過胞の瘢痕化が抑制され，術後成績が向上することが証明されている[30]．また，いくつかのパイロットスタディにおいて，抗VEGF抗体併用トラベクレクトミーの有効性が示されている[31)32)]．

CTGFやplacental growth factor（PlGF）などの増殖因子もトラベクレクトミー後の創部の瘢痕化に影響を与えると報告されている[33)34)]．CTGFはTGF-βにより誘導され，細胞外マトリックスの産生を促進する作用をもつことは前述したが，in vitroにてCTGF阻害が線維

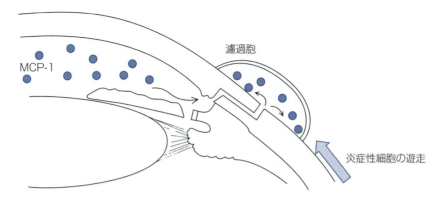

図2 房水内生理活性物質が濾過胞に影響を与えるイメージ図

芽細胞における細胞外マトリックスの産生を抑制したとの報告がある．PlGFはVEGFファミリーに属する血管新生因子であるが，血管新生や線維化のみならず炎症にも関与し，マウスモデルにおいて抗PlGF抗体の前房内投与がトラベクレクトミーの術後成績を向上させたと報告されている．またIL-6，IL-8やTNF-αなどの炎症性サイトカインが線維芽細胞の分化増殖に影響するという報告もあり，今後瘢痕化抑制のターゲットとなる可能性が示唆される．

われわれの研究グループは，内眼手術既往のない開放隅角緑内障眼において，房水内MCP-1濃度が高い症例で術後成績が不良であることを見出した[35]．また3次元前眼部光干渉断層計による濾過胞の内部構造の術後変化の観察から，術開始時に房水内のMCP-1濃度が高い症例で，術後成績に直接影響する房水流出路の閉塞が促進されていることを明らかにした[36]．さらにトラベクレクトミーの予後不良因子の一つである白内障手術既往眼で，房水中のMCP-1濃度の上昇を確認している[37]．MCP-1は創傷治癒過程において，炎症部位に単核球やマクロファージを遊走させるケモカインであることから，房水中の濃度が高いと，より多くの炎症細胞が遊走され，創傷治癒が促進されると推察される（図2）．実際にマウスに濾過手術を施行し，結膜縫合後にMCP-1受容体阻害薬を結膜下投与した濾過胞で瘢痕化が抑制されたことが報告されている[38]．

トラベクレクトミーの成績向上には濾過胞の瘢痕化抑制が重要な課題となるが，そこに複数の生理活性物質の関与が示唆される．動物実験レベルでは瘢痕化抑制が証明されているものも多く，今後臨床応用に至る研究の進展を望むところである．

おわりに

本稿では房水内の生理活性物質，とくに増殖因子やサイトカインの緑内障へのかかわりについて述べた．房水は比較的簡便に採取可能な臨床検体である．検査技術の進歩により検体中の微量な物質の同定まで可能となった．房水内生理活性物質をターゲットとした更なる研究が，緑内障の病態生理の理解や術後成績の向上に寄与することを期待する．

文献

1) 日本緑内障学会緑内障診療ガイドライン作成委員会：緑内障診療ガイドライン（第3版）．日本眼科学会雑誌 116：14-18, 2012
2) The AGIS Investigators：The Advanced Glaucoma Intervention Study（AGIS）：7. The relationship between control of intraocular pressure and visual field deterioration. The AGIS Investigators. *Am J Ophthalmol* 130：429-440, 2000
3) Acott TS et al：Extracellular matrix in the trabecular meshwork. *Exp Eye Res* 86：543-561, 2008
4) Inatani M et al：Transforming growth factor-beta 2 levels in aqueous humor of glaucomatous eyes. *Graefes Arch Clin Exp Ophthalmol* 239：109-113, 2001
5) Agarwal P et al：Aqueous humor TGF-β2 levels in patients with open-angle glaucoma：A meta-analysis. *Mol Vis* 21：612-620, 2015
6) Chua J et al：Expression profile of inflammatory cytokines in aqueous from glaucomatous eyes. *Mol Vis* 18：431-438, 2012
7) Takai Y et al：Multiplex cytokine analysis of aqueous

humor in eyes with primary open-angle glaucoma, exfoliation glaucoma, and cataract. *Invest Ophthalmol Vis Sci* 53：241-247, 2012
8) Kokubun T *et al*：Characteristic Profiles of Inflammatory Cytokines in the Aqueous Humor of Glaucomatous Eyes. *Ocul Immunol Inflamm*：[Epub ahead of print], 2017
9) Browne JG *et al*：Connective tissue growth factor is increased in pseudoexfoliation glaucoma. *Invest Ophthalmol Vis Sci* 52：3660-3666, 2011
10) Ohira S *et al*：Simultaneous increase in multiple proinflammatory cytokines in the aqueous humor in neovascular glaucoma with and without intravitreal bevacizumab injection. *Invest Ophthalmol Vis Sci* 56：3541-3548, 2015
11) Ohira S *et al*：Factors Influencing Aqueous Proinflammatory Cytokines and Growth Factors in Uveitic Glaucoma. *PLoS One* 11：e0147080, 2016
12) Torrejon KY *et al*：TGFβ2-induced outflow alterations in a bioengineered trabecular meshwork are offset by a rho-associated kinase inhibitor. *Sci Rep* 6：38319, 2016
13) Fujimoto T *et al*：Vascular Endothelial Growth Factor-A Increases the Aqueous Humor Outflow Facility. *PLoS One* 11：e0161332, 2016
14) Wen JC *et al*：Intravitreal Anti-VEGF Injections Reduce Aqueous Outflow Facility in Patients With Neovascular Age-Related Macular Degeneration. *Invest Ophthalmol Vis Sci* 58：1893-1898, 2017
15) Reina-Torres E *et al*：VEGF as a Paracrine Regulator of Conventional Outflow Facility. *Invest Ophthalmol Vis Sci* 58：1899-1908, 2017
16) Tsuboi N *et al*：The effect of monocyte chemoattractant protein-1/CC chemokine ligand 2 on aqueous humor outflow facility. *Invest Ophthalmol Vis Sci* 53：6702-6707, 2012
17) Liton PB *et al*：Induction of IL-6 expression by mechanical stress in the trabecular meshwork. *Biochem Biophys Res Commun* 337：1229-1236, 2005
18) Alvarado JA *et al*：Interactions between endothelia of the trabecular meshwork and of Schlemm's canal：a new insight into the regulation of aqueous outflow in the eye. *Trans Am Ophthalmol Soc* 103：148-162, 2005
19) Saccà SC *et al*：Oxidative DNA damage in the human trabecular meshwork：clinical correlation in patients with primary open-angle glaucoma. *Arch Ophthalmol* 123：458-463, 2005
20) Gabelt BT *et al*：Changes in aqueous humor dynamics with age and glaucoma. *Prog Retin Eye Res* 24：612-637, 2005
21) Li G *et al*：Sustained stress response after oxidative stress in trabecular meshwork cells. *Mol Vis* 13：2282-2288, 2007
22) Chang L *et al*：The role of the immune system in conjunctival wound healing after glaucoma surgery. *Surv Ophthalmol* 45：49-68, 2000
23) Tomasek JJ *et al*：Myofibroblasts and mechano-regulation of connective tissue remodelling. *Nat Rev Mol Cell Biol* 3：349-363, 2002
24) Greaves NS *et al*：Current understanding of molecular and cellular mechanisms in fibroplasia and angiogenesis during acute wound healing. *J Dermatol Sci* 72：206-217, 2013
25) Zada M *et al*：Modulation of Fibroblasts in Conjunctival Wound Healing. *Ophthalmology*：[Epub ahead of print], 2017
26) Schlunck G *et al*：Conjunctival fibrosis following filtering glaucoma surgery. *Exp Eye Res* 142：76-82, 2016
27) Cordeiro MF *et al*：TGF-beta1, -beta2, and -beta3 in vitro：biphasic effects on Tenon's fibroblast contraction, proliferation, and migration. *Invest Ophthalmol Vis Sci* 41：756-763, 2000
28) Mead AL *et al*：Evaluation of anti-TGF-beta2 antibody as a new postoperative anti-scarring agent in glaucoma surgery. *Invest Ophthalmol Vis Sci* 44：3394-3401, 2003
29) CAT-152 0102 Trabeculectomy Study Group *et al*：A phase III study of subconjunctival human anti-transforming growth factor beta (2) monoclonal antibody (CAT-152) to prevent scarring after first-time trabeculectomy. *Ophthalmology* 114：1822-1830, 2007
30) Van Bergen T *et al*：The role of different VEGF isoforms in scar formation after glaucoma filtration surgery. *Exp Eye Res* 93：689-699, 2011
31) Freiberg FJ *et al*：Postoperative subconjunctival bevacizumab injection as an adjunct to 5-fluorouracil in the management of scarring after trabeculectomy. *Clin Ophthalmol* 7：1211-1217, 2013
32) Kahook MY：Bleb morphology and vascularity after trabeculectomy with intravitreal ranibizumab：a pilot study. *Am J Ophthalmol* 150：399-403, 2010
33) Lei D *et al*：Lentiviral Delivery of Small Hairpin RNA Targeting Connective Tissue Growth Factor Blocks Profibrotic Signaling in Tenon's Capsule Fibroblasts. *Invest Ophthalmol Vis Sci* 57：5171-5180, 2016
34) Van Bergen T *et al*：The Combination of PlGF Inhibition and MMC as a Novel Anti-Scarring Strategy for Glaucoma Filtration Surgery. *Invest Ophthalmol Vis Sci* 57：4347-4355, 2016
35) Inoue T *et al*：Monocyte chemotactic protein-1 level in the aqueous humour as a prognostic factor for the outcome of trabeculectomy. *Clin Exp Ophthalmol* 42：334-341, 2014
36) Kojima S *et al*：Filtering blebs using 3-dimensional anterior-segment optical coherence tomography：a prospective investigation. *JAMA Ophthalmol* 133：148-156, 2015
37) Inoue T *et al*：Simultaneous increases in multiple proinflammatory cytokines in the aqueous humor in pseudophakic glaucomatous eyes. *J Cataract Refract Surg* 38：1389-1397, 2012
38) Chong RS *et al*：Inhibition of Monocyte Chemoattractant Protein 1 Prevents Conjunctival Fibrosis in an Experimental Model of Glaucoma Filtration Surgery. *Invest Ophthalmol Vis Sci* 58：3432-3439, 2017

特集 臨床検体で科学する！

線維柱帯組織の採取と病理学的研究

新明 康弘，長谷敬太郎，加瀬 諭
SHINMEI Yasuhiro, HASE Keitaro, KASE Satoru
北海道大学大学院医学研究院眼科学教室

> ヒト線維柱帯組織を研究に用いる場合，解剖をよく理解して手術をおこなう必要がある．強膜岬の手前から上脈絡膜腔にメスの刃を入れて，強膜と脈絡膜を分離していくと，シュレム管を開放することなくブロック状に周囲組織とともに線維柱帯を含んだ組織が得られる．シュレム管の管腔構造や線維柱帯が判別可能なパラフィン切片を作成した後，HE染色をおこない，採取された検体の組織像を把握してから免疫組織化学的検討などをおこなう．

Key Words 線維柱帯組織，検体採取，病理組織学的研究

1. ヒト線維柱帯組織を使った臨床研究

ヒト線維柱帯組織を研究に用いる場合，その構造がわかる形で検体を摘出する必要がある．極端な話，線維柱帯切除術を成功させるだけなら前房水さえ結膜下に導くことができればよいため，切除した組織に必ずしも線維柱帯が含まれなくても眼圧は下降する．確実な検体採取のためには解剖をよく理解して手術をおこなう必要がある．また検体を採ることで合併症が増えたり，手術成績が下がるなど，患者の不利にはたらくようではいけない．

2. 通常の線維柱帯切除術

多くの緑内障術者は線維柱帯をきちんと同定して切除していると思われるが，手技としては強膜弁をぶどう膜が透けて見える厚さで作成してシュレム管を開放し，いわゆる"trabeculo-desmetic window"を作成して同定していることが多いと思われる．に筆者が普段おこなっている線維柱帯切除術を示す．二重強膜弁を作成し，シュレム管に切り込んで同定，その後内壁を含む組織を切除している．しかし，これでは結果として内壁・外壁に分離された検体ができあがってしまい，シュレム管の構造がわかりにくくなってしまう．

3. 線維柱帯組織を得るための線維柱帯切除術の工夫

安全性を保ちながら，ヒト線維柱帯組織をその構造を保ったまま摘出するために，筆者がおこなっている手順を以下に示す（図2）．

まず内方弁を作る際に，脈絡膜側に残った強膜の線維の走行に注目する．それまで網目状に見えた強膜の線維が，規則正しく輪部に平行に走行するようになったら，それが強膜岬である．そこから先にそのまま水平にメスを進めるとシュレム管を開放してしまうので，その手前でメスを立てての強膜を全層切開する．するとこの部位では強膜とぶどう膜に結合がないため，いわゆる上脈絡膜腔にメスの刃が入っていく．緑内障術後の低眼圧時に，脈絡膜剥離が生じるのはこの部位である．

そこからぶどう膜を傷付けないよう内方弁の両端を切り上げていくと，強膜弁がぶどう膜と分離しながら立ち上がっていく．そのまま進んでいくと強膜とぶどう膜の

Point

- 強膜岬を同定して，線維柱帯の位置を把握する．
- 脈絡膜と強膜は，強膜岬よりも後方では結合が弱い．
- 予め前房水を抜くなどして眼圧を下げておくと安全に検体採取ができる．

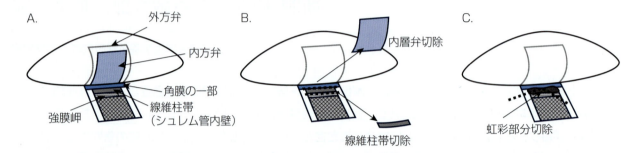

図1 筆者が通常，検体を採らない場合におこなっている線維柱帯切除術の手技
二重強膜弁を作成して，二層目でぶどう膜が透ける厚さで弁を作成してシュレム管を開放（A），シュレム管外壁を含む内方弁を切除し，シュレム管内壁側の組織を切除して（B），そのウインドウから出てくる虹彩を部分切除（C）．

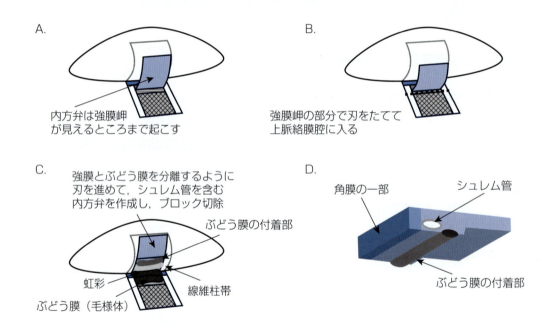

図2 筆者が通常，検体を採る場合におこなっている線維柱帯切除術の手技
二重強膜弁は強膜岬が見えるところで一旦作成を止め（A），そこから上脈絡膜腔をめざして強膜を全層切開する（B）．内方弁の両端を切り上げながら，強膜とぶどう膜を剥がしていき，シュレム管を含んだ状態の内方弁を作成（C）．得られたブロック（D）．

癒着した部位に到達してぶどう膜がもち上がってくるようになる．ここでメスを水平に進めて，強膜と脈絡膜を丁寧に分離していくと，やがて前房内に侵入することになる．さらに内方弁の両端を切り上げていくと，シュレム管を丸ごと含んだ内方弁が完成する．内方弁の裏側に付着したぶどう膜の色素とその角膜側に線維柱帯の色素が見えれば成功である．

その後，角膜の一部が含まれることを視認したうえで，内方弁を切除し固定液に保存する．すると図2Dに示すようなブロック切片が得られる．

4. 検体採取の注意点

　内方弁を作成する際には，充分眼圧を下げておく必要がある．これをしないと強膜を剥がした時点で，ぶどう膜が内圧で隆起してくるので危険である．ぶどう膜を傷付けると硝子体脱出にもつながるので，避けなければならない．そういう意味で，無硝子体眼から検体を採ることはかなり難しい．逆に白内障との同時手術であれば，広範囲に強膜を切除しても，前房内に粘弾性物質を残しておけば，眼球虚脱が避けられるので，比較的容易に検体が得られる．

　また虹彩部分切除の際に，あまり後方まで切ると毛様体から出血するので，虹彩の位置をよく確認しておこなうことも重要である．図3に実際の術中写真を示す．内方弁を切除しても，虹彩はウインドウから出てくるが，眼圧を下げていれば，その後方のぶどう膜はあまり動かない．内方弁の裏側に，ぶどう膜と癒着している部分の色素帯とその下方に線維柱帯が見えることがわかるだろう．このような手技を用いても，通常通り手術をおこなった場合と比較して，合併症や手術成績には，いまのところ影響はないようだ．手術時間も通常とくらべてほとんど違いはない．

5. 線維柱帯の病理組織学的検討

　はじめに，ヒト眼球における正常の隅角，線維柱帯の病理組織学的所見について述べる（図4A）．この症例は，脈絡膜悪性黒色腫にて眼球摘出をおこない，術前に隅角に異常所見のなかった症例である．図に示すごとく，線維柱帯は虹彩根部にHE染色でピンク色に染まる線条物が集簇した構造を呈しており（図4A：矢印），強膜側にはシュレム管（図4A：星印），集合管がみられる（図4A）．

　つぎに前述のように線維柱帯切除術にて得られた組織を用いた筆者らがおこなっている主としてHE染色による組織像の把握と種々の標的蛋白の発現について免疫組織化学的検討を紹介する．シュレム管の管腔構造や線維柱帯が判別可能なパラフィン切片を作製する．外部に依頼する場合には，模式図を描いてどのような割面で切片

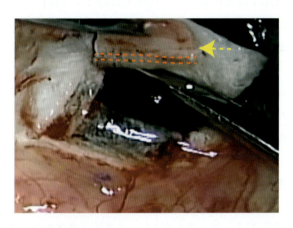

図3　実際の手術写真
　矢印は，強膜とぶどう膜の癒着部位を示す．強膜弁にぶどう膜の色素が付着している．その可能には一部色素沈着を伴った線維柱帯が見える（点線）．

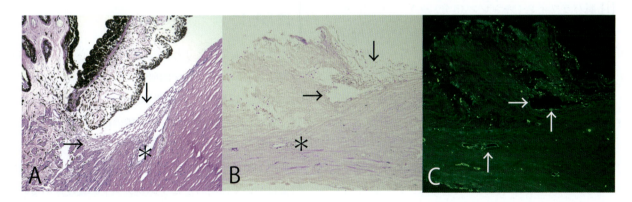

図4　線維柱帯の病理組織像
　A：摘出眼球（脈絡膜悪性黒色腫による）の隅角（HE染色）．線維柱帯（矢印）やシュレム管（＊）が見られる．
　B：線維柱帯切除術により得られた隅角のHE染色．線維柱帯（矢印）とシュレム管，集合管（＊）を確認することが可能である．
　C：同検体を用いた免疫組織化学的検討．蛋白Xの1次抗体を反応させた後，Alexa488で標識された2次抗体で蛋白Xを検出した．一部の線維柱帯と集合管において緑色に発光しており（矢印），目的の蛋白の存在を表している．

> **Point**
> - 隅角の組織像を理解する．
> - 病理未染色標本を数枚作成し，はじめに HE 染色をおこない，解析可能な線維柱帯の構造がみられるか，確認する．
> - 線維柱帯切除術により得られた組織を用いた標的蛋白の免疫反応の評価は，眼球摘出標本を対象にして，比較検討する

を作製するかを細部に渡り指示する必要がある．作製されたパラフィン切片を用いて，まずは HE 染色（図 4B）をおこない，採取された検体の組織像を把握する．眼球摘出術の標本と同様に，線維柱帯（図 4B：矢印）やシュレム管，集合管（図 4B：星印）を確認することが可能である．線維柱帯やシュレム管，集合管が確認できない場合には，残念ながらその検体を用いた更なる解析に進めることは困難である．加えて，線維柱帯やシュレム管が切片として確認されたとしても，組織量が微量であったり，手術時の操作や検体採取，固定やパラフィン切片の作製の際に，組織が挫滅していることがある．その場合にも，その検体を用いた更なる研究の遂行は困難となる．それゆえ，準備した組織切片を用いて，組織像を把握せずに免疫組織化学をおこなうと結果的に徒労におわる危険がある．実際に目的とする蛋白 X について免疫組織化学的検討をおこなったスライドを図 4 に示す．蛋白 X は一部の線維柱帯とシュレム管，集合管に陽性反応を示すことが判明した（図 4C：矢印）．筆者は下記に示す手順で HE 染色や免疫組織化学をおこなっている．

1）HE 染色

【1】脱パラフィン：キシレン（5 分）→キシレン（5 分）→キシレン（5 分）→ 100％エタノール（2 分）→ 100％エタノール（2 分）→ 90％エタノール（2 分）→ 80％エタノール（2 分）→ 70％エタノール（2 分）→純水（2 分）．

【2】HE 染色：マイヤーのヘマトキシリン液（5 分）→流水で水洗（10 分）→エオジン液（2 分）→純水（2〜3 秒）後すぐに脱水へ．

【3】脱水・透徹・封入・鏡検：①70％エタノール（1 分）→ 90％エタノール（1 分）→ 100％エタノール（1 分）→ 100％エタノール（1 分）→キシレン（2 分）→キシレン（2 分）→キシレン（2 分）．②スライドガラスの横からキシレンを拭き取る．③封入剤を滴下し，カバーグラスを掛ける．④キムワイプでスライドガラス上の余分な水分を拭き取り，鏡検をおこなう．

2）免疫組織化学

【1】脱パラフィン：PBS で洗浄（5 分）

【2】ブロッキング（非特異な蛋白の結合を防ぐ）：10％ヤギ血清や 1％ウシ血清アルブミンを滴下し，湿潤箱のなかに 30 分置く．

【3】1 次抗体滴下：① PBS で目的とする蛋白の抗体を希釈し，組織に滴下．② 4℃湿潤箱内で over night incubation．③ PBS で洗浄（5 分）3 回．

【4】2 次抗体滴下：①蛍光色素で標識された 2 次抗体〔anti rabbit-Alexa 546（赤），anti mouse-Alexa 488（緑）など〕を PBS で希釈し，組織に滴下．②湿潤箱内で 30 分 incubation．③ PBS で洗浄（5 分）3 回．

【5】核染色：① DAPI（4',6-Diamidino-2-phenylindole dihydrochloride）を滴下し，細胞の核を染色．② PBS で洗浄（5 分）3 回．

【6】封入：封入剤を滴下し，スライドガラスを掛けて遮光して保管．

【7】蛍光顕微鏡で観察．

終わりに

本稿では隅角，とりわけ線維柱帯を中心とした検体の採取法とその病理組織学的研究について概説した．上述のごとく，線維柱帯の病理学的研究をおこなうためには，整然とした挫滅の少ない組織の採取が必要不可欠である．加えて，ヒトの線維柱帯の病理学的研究は，ほかの眼部の組織学的研究よりも，検体採取や病理組織像の評価については明らかにワンランク上の難度があるのも事実である．しかしながら，その希少性があるため，研究成果もインパクトの高いものになる可能性を秘めている．それゆえ，熟練した緑内障術者と眼病理学者との緊密な連携が，病理学的研究の発展に貢献する．

特集　臨床検体で科学する！

検体を扱う際に気を付けるべき倫理規定

菅原 岳史
Sugawara Takeshi

千葉大学，元PMDA

2018年4月「臨床研究法」が施行される．それに先立ち，2017年5月30日に改正個人情報保護法等が施行され，人を対象とする医学系研究に関する倫理指針[1]がアップデートされた．検体とは生体の一部であり，生体から得られた試料（情報）である．社会の役に立つ研究であっても一定の段取りを踏まずに進めると，アカデミックキャリアは終わり，所属施設も処分を受けるかも知れない．臨床医にとって行政文書は煩雑でイメージがつきにくく，絶対外せないポイントを解説する．ここに記載ある手続きをスキップする研究は断じて実施してはいけない．倫理規定すなわち「モラル」，知らなかったでは済まされない．

Key Words　計画書に記載，倫理委員会の承認，研究に対する同意，記録の保存

はじめに

残念なことに，わが国の臨床医の多くは，研究は自由だと錯覚してきた．研究の発想は自由ではあるが，患者を対象とした臨床研究では掟が存在する．臨床医には誤解がある．最大の誤解は臨床の延長線上に臨床研究があるのではない[2]ということで，古くから，有名なベルモント・レポートにも記載がある．臨床と研究は別次元のモノである．たとえば，緑内障の手術で虹彩切除することを説明し，手術に対する同意を得たとしよう．しかしそれだけでは，その虹彩組織を研究に使うことはできない．研究上の同意が別にもう一つ必要なのである．臨床と研究は別である．研究上の同意に関連した非常に重要なプロセスを解説する．

1. 誤解されがちな全般事項

現在，臨床研究の倫理審査が可能な委員会は1,600以上あるといわれるが，臨床研究法施行後には臨床研究法にかかる臨床研究については全国で50～100くらいの認定臨床研究審査委員会で審査される方向で，そもそも臨床研究法にかかる臨床研究かどうかの判断が容易ではなく，現状の倫理審査委員会〔施設内倫理委員会（Institutional Review Board：IRB）〕の多くはそのままでは機能しなくなる可能性がある．このようなセントラルIRB化がはじまり，一部の病院以外では独自に審議することさえも不可能になり，有料の外注審査が必要となってしまう可能性がある．

また法施行後は，ますます第三者データ管理が推奨されるので，研究データを外来や医局のパソコン，個人のパソコンのExcelで解析することは不適切であり，症例報告書（case report form：CRF）の存在と記載と保管

- 2018年4月に「臨床研究法」が施行される.
- 検体を利用することに対する倫理委員会の承認が必須！

が必須となる．監査に対応するためにこのような体制整備が必要であり，眼科分野であれば，視力，眼圧，OCT画像，ERGのデータや，今回のテーマである検体も例外ではない．

さらに誤解されやすい研究状況としては，前向きと後向きの混在研究である．たとえば後向きに術後患者を取り上げ，術後経過を調査する場合，本日来院の患者データは前向きフォローなので，同意を得る必要がある．眼科などの外科系の研究には多いタイプの状況で，今後学会としてのスタンスを統一すべきであるが，前向きのフォロー期間は個々の同意が必要であり，オプトアウトだけでは不適切である（MEMO）．指針や法律などを勝手に拡大解釈してはいけない．

このように研究データを取り扱う際には，血液検査や生体試料（検体）の取り扱いとともに守るべき倫理規定がある．電子カルテ外に生体材料として保存される組織の扱いにはさらに注意が必要である．本誌における他の項目を読む際には，ここでお示しする「落とし穴」的な注意事項を，横目でもいいので同時に見てほしい．

2. 研究に対する同意

臨床研究を実施する場合は，臨床上の医療行為に対する同意だけでなく，倫理委員会（臨床研究倫理審査委員会などの名称でよばれる）の承認を得た研究計画書に記載のあるデータ取得に対して研究上の同意を得る必要がある．すなわち，臨床研究計画書（プロトコル）⇒倫理委員会の承認⇒UMIN公開⇒実臨床上の同意＋研究に

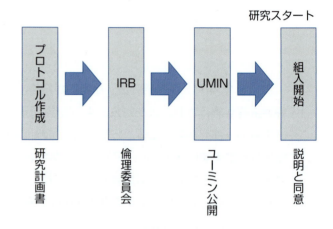

図1 研究に対する同意フロー

対する同意取得の4段階（図1）である．倫理委員会の承認がない医療行為に対する同意は無効で，計画書に記載のない検体を取り扱う同意書は無効である．

ここで，有名な某大学病院の呼吸器外科の事例を述べる．万が一似たようなことを過去に実施して得られた結果を使用した論文があれば，論文を撤回しないと危険である．

1）某大学病院の呼吸器外科の事例

肺癌の手術時に，31名の患者の切除した肋骨から骨髄液を無断採取し研究を実施．主任教授と担当医師が退職．倫理委員会に申請してもおらず，研究上の同意も得ていない研究活動は「ずさん」であったとして，病院長がマスコミに対して謝罪．

すなわち，試料や情報を用いて研究する際は，利用目的を必要な範囲で合理的な方法によって明示したうえで

MEMO

オプトアウト …… 研究対象者等が拒否できる機会を保障すること．ただし，同意を受けることが困難な場合に限定する．オプトアウトするから個々の同意は不要という感覚ではいけない．

Point

● 検体試料の解析時期が不明であれば，後で解析することをプロトコルや同意書に記載しておかないと，肝心の研究成果を切り離し先に扱えない場合あり．

同意を得る必要がある（MEMO）．

2）試料の利用に関する注意点
①ゲノム解析

人体から取得された試料をゲノム解析などによって新たにゲノムデータを取得する場合，当該研究計画では当該試料自体を個人情報または要配慮個人情報に準じて取り扱うこととし，研究計画書（同意説明文書を含む）に記載すること．当初予定していなかったゲノム解析をおこなう場合は，研究計画書の変更の手続をおこなうとともに必要に応じて再同意などの手続も見直す必要がある．

②試料の提供について

他の研究機関などへ，分析の目的で試料の提供をする場合または受ける場合は，委託する機関と受託する機関とのあいだにおいて，必要事項が記載された契約書などが保管される，または，試料の提供に関する記録の作成が必要である．海外へ提供する場合にあってはその旨の同意を取る必要がある．

③試料の二次利用に関して

自施設で保有している既存試料・情報を利用することができる場合，試料取得時の研究計画には利用が明示されていない別目的で使用する場合には細かな規定があるので，臨床研究支援センターなどの内部有識者がいる部署か倫理委員会に相談すべきであり，勝手には利用はできない．

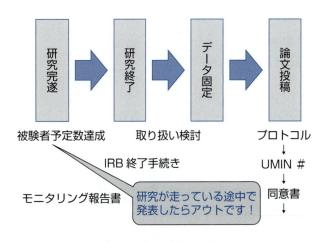

図2　研究発表までのプロセス

3. 学術活動（研究発表と論文投稿）のフライングゲット

たとえば，ある臨床研究の際に得られた検体試料を留学先のボスに送ってバイオマーカーを検討してもらう場合，結果が出るまで半年以上掛かりそうであるとしよう．すでに研究期間は終了し，主要な評価項目の解析はできる．そこでバイオマーカーは後回しで，結果が出ていることだけ公表しよう．これでよいのだろうか？　実はこれはプロトコル違反に該当し，不正行為となりうる（図2）．

この場合どうすればよいのだろうか？　あらかじめプロトコルに，「検体試料を扱う研究成果は見通しが不明なので，主要評価項目ならびに副次評価項目とは別途解析する」などの文言を記載しておく．あるいは，あらた

MEMO

インフォームドアセント ……　小児に対する研究などで，代諾者からインフォームドコンセントを得るが，自らの意向を表明できる場合には年齢や理解度に応じたインフォームドアセントを得る必要がある．小児に限定してはいないが，小児の場合には一般には7歳以上とされる．

Point

- 必要な書類に記載し，ファイリングして鍵のかかる戸棚に保管しておかないとアウトである！
- 個人情報は持ち運べない！

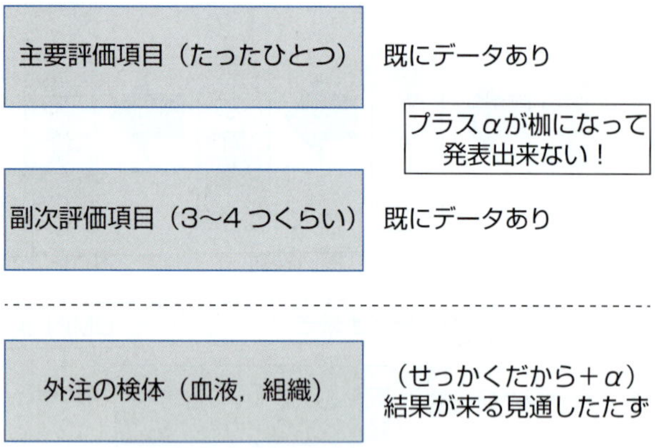

図3 「ついで（＋α）の研究」の位置づけ

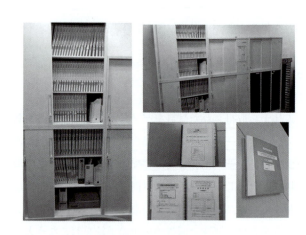

図4 研究関連文書の保管方法
(菅原岳史ほか，2016[2])より引用)

めて，プロトコル変更の審査を依頼し，後付で切り離すことを承認してもらう手続きを取る．後日，検体から有益なデータが得られた場合には研究成果として二次利用することに対しても説明しておく．このような細かい段取りが必要で，都合に合わせて勝手には取り扱えない，とても貴重な検体材料なのである．

言葉が悪いが「ついで」の研究はつきもので，せっかく実施するならばと網羅的に実施する意義は理解できるが，何でもありの「仮説なき部分」に対する配慮が足りないと，某大学病院の呼吸器外科の事例と同様になりかねない．図3の点線部分から上と下では，研究が異なるということを，事前に明瞭化しておく必要がある．

切り離して先に学術活動に使用できるかどうかは，研究者が個人で判断してはならない．最寄りの委員会に問い合わせる余裕が大事である．

4. 記録の保管，検体の保存

これからの研究は，必要に応じて監査される．これはよく目にする・耳にする言葉だが，監査されるのは書類である．保管とはファイリングして鍵の掛かる戸棚に置くことである（図4）．すでに保有している検体の扱いには，施設ごとにある「検体取り扱いの手順書」などに準じた方法で，さらに気を配ることになる．誰でも触れられる場所に検体が保存されては大事件につながる．倫理面，衛生面，品質管理面などの配慮と同時に，鍵の掛かる場所に保存して，使用する場合の「ノート」の存在が不可欠となる．

試料の保管などについては，施設ごとに人体から取得された試料の保管に関する手順書を作成し，したがう必要がある．プロトコルに保管方法を記載するとともに，混交・盗難・紛失などが起こらないよう必要な管理をおこなわなければならない．勝手に廃棄されることがなく，求めに応じ提示できるように必要な措置を講じる．当該研究の終了については報告日から5年を経過する日までの期間，適切に保管される必要がある．廃棄する場合には適切な措置で実施する．

Point

- 検体試料取り扱いチェックリストのススメ！
- 時代に合わせて「研究モラル」をアップデートする必要がある．

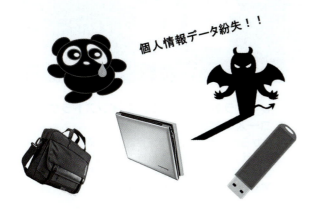

図5　USB メモリや PC の持ち歩き

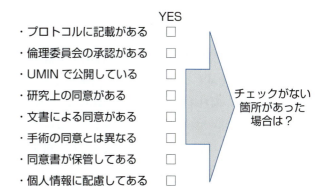

図6　検体取り扱いのチェックリスト

5. 個人情報保護

検体を乗用車に載せることはないであろうが，検体試料データを USB メモリに保管し，乗用車や列車などの公共交通機関で持ち歩き，紛失したらどうなるか？　個人用の PC でも同様であって，考えてみただけでもゾッとする（図5）．病院長がマスコミに謝罪，教授は処分，先生は大学病院には居られなくなる．大事なことは危機感を抱く想像力だ．要配慮個人情報・匿名化・匿名加工情報（非識別加工情報）・ゲノム解析・包括同意などに関しては，最寄りの委員会が知っているはずであり，眼科学会としても統一見解を設けるべきであろう．

6. 眼科関連学会としてのスタンス，眼科関連雑誌の出版社としてのスタンス

あぶない（手続きが不足している）検体を使用した研究の抄録を学会としてアクセプトすることや，論文を雑誌社としてアクセプトすることは，これからの時代には危険である．研究者を信用するしかないが，チェックリストくらい作るべきであろう．図6にチェックリストの例を載せた．すべてが丸である必要があるかどうかについて議論の余地はあるものの，個人で判断してはならず，チェックのない項目があった場合の方向性，たとえば，後付けでも手続きを開始する，学会に判断を委ねるなど，包み隠さない姿勢が重要である．学会や雑誌社としては，事前の啓発活動や教育指導が必要となる．

おわりに

ほかにも，研究対象者に説明すべき試料・情報の項目として，計画書に記載はあっても，説明書に記載がないことが多い．検体を使った解析研究で，検体の説明はあっても，解析の際に使用する診療データの詳細が書かれていないケースがよくあり問題視されている．

なんと面倒な時代になったものだというのが感想であろうか？　いままでが緩すぎただけであり，ルールが明瞭になったのであれば賢く対応すべきである．眼科だけの問題ではなく，所属している施設の問題である．あるいは，研究モラルの問題である．モラルは自然には身に付かない．時代に合わせてアップデートするものである．

本企画を立ち上げた眼科の先生方をリスペクトする．まさにタイムリーな企画であり，眼科学会としてすべての眼科医に知ってほしい「あるべき姿」である．しかしこれは同時に全診療科，全研究者が知っているべきモラルである．ぜひ，所属施設の執行部に対して，本誌を見せるべきである．躊躇して見せずに，他の診療科の医師がスキャンダルを起こしたら，先生は後悔すると思われる．

　以上，筆者は「パンダ（PMDA）広告塔」として眼科以外の分野にも発信している．本誌における発信の機会にあらためて感謝する．吉冨健志教授（秋田大学）の主催による第71回日本臨床眼科学会〔2017年10月14日，開催：東京都〕では，インストラクションコースで5回目のレギュラトリーサイエンスを実施した（図7）．啓発活動の一つの形である．

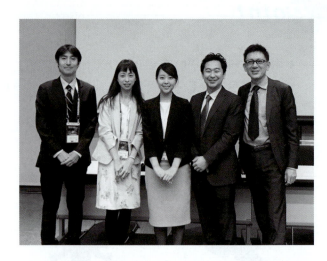

図7　レギュラトリーサイエンス インストラクションコース5講師陣
左から許斐健二先生（慶應義塾大学・眼科，元厚生労働省，元PMDA），種村菜奈枝先生（慶應義塾大学・医薬品開発規制科），朴慶純先生（北里大学・臨床統計），中澤徹先生（東北大学・眼科），筆者．

文　献

1) 厚生労働省，大臣官房・厚生科学課，医政局・研究開発振興課：人を対象とする医学系研究に関する倫理指針（平成29年5月29日一部改訂），2017

2) 菅原岳史ほか：絶対に知るべき臨床研究の進め方，メジカルビュー社，東京，2016

連載 第12回 注目のイチオシ論文 —やさしく解説—

加齢黄斑変性への自家iPS由来網膜細胞移植

Mandai M *et al*: Autologous Induced Stem-Cell-Derived Retinal Cells for Macular Degeneration. *N Engl J Med* 376 : 1038-1046, 2017

万代道子
Mandai Michiko
理化学研究所多細胞システム形成研究センター
網膜再生医療研究開発プロジェクト
副プロジェクトリーダー

はじめに

　iPS細胞の登場以来,iPS細胞由来組織や細胞の再生医療への応用の期待が高まっている.われわれ理化学研究所チームは2014年,先端医療センターとの共同研究として,「世界ではじめてのiPSを用いた移植治療」をおこない,ここに紹介する論文が*N Engl J Med*誌に掲載された[1].この論文は自家iPS由来網膜色素上皮細胞を加齢黄斑変性(age-related macular degeneration:AMD)に移植した症例の一例報告としてコンパクトにまとめられているが,たかが一例,されど一例,この一例を通して得た経験は大きかった.「iPS由来から分化した細胞を用いる」というはじめての臨床研究で,どのような規格基準を設定してどのように評価をおこない,または安全性試験をおこない,どのようなプロトコルで実施したか,そのすべてが貴重な経験であり,世界中の関連分野の研究者にも参考となることを願って,プロトコルや各種品質管理データなど,あらゆる情報を論文サプリメント[2]として提供させていただいた.この臨床研究は10年以上に渡り,共著者として記載されている37名以外にも数多くの協力者の貢献あっての成果であり,その多勢のなかの一員として,今回このように論文をまとめることにより,ご貢献いただいた方々の努力を形に残せたことにまずは安堵している.手術開始前,ついにこの日がきたことに対し,「おめでとうございます」というメールが高橋リーダーのところにつぎつぎ届くのを感慨深く眺めていたことを思い出す.ここではこの論文内容について,臨床研究に至るまでの経緯とともになるべく平易に解説してみたいと思う.

臨床研究の背景～疾患背景の見地から～

　AMDには滲出型と萎縮型が知られているが,わが国には圧倒的に前者が多い.滲出型に対しては,1990年代にはアメリカのMPS(macular photocoagulation study)グループを中心として,新生血管板に対する光凝固が主たる治療としておこなわれていたが,新生血管が主として色素上皮の上にある場合には手術的な新生血管抜去術も盛んにおこなわれた.しかし,いずれもよい適応となる症例は限られるうえ,治療が成功して病態の

進行は止まっても，周辺組織の障害残存は避けられなかった．温存的な放射線治療やインターフェロン投与といった治療も一部の症例で有効性が報告されたが，普及する治療とはならなかった．また網膜を回転または黄斑を移動させて黄斑部を新生血管と違う場所にもってくる，といった手術もおこなわれ，一定の効果を得ていた．しかしその後，光線力学療法や抗VEGF薬の登場とともに，侵襲の大きい外科的アプローチはしだいに下火となった．とくに現在第一選択である抗VEGF療法ではこの難疾患でしばしば視力が改善するという，これまでにない効果が得られるようになり，これで滲出性AMDの治療も完成したかに思われた．しかし抗VEGF療法はあくまで対症療法であり，薬剤で新生血管が鎮静化しても，約半数の患者はその効果を維持するためには長期間頻繁に眼内注射での薬剤投与をつづけねばならないことがわかってきて，この治療の問題もみえてきた．再発をくり返すような症例では少しでも治療が不足していると結局は視力が低下してしまうため，患者の治療費や通院負担も大きくなる．

一方，かつての新生血管抜去術は根治療法をめざしたものであるが，新生血管の抜去時にしばしば広範囲の網膜色素上皮が一緒に除去されてしまうため，病巣を除去した部分が今度は萎縮巣となり，結局視力はよくならないことも多かった．そこで抜去後に色素上皮を移植しようという試みは海外でもあり，まずは胎児の色素上皮の移植が試みられたが，これは拒絶されてしまうことがわかった[3]．そこで，自己の網膜周辺部位から網膜色素上皮を脈絡膜と一緒に黄斑下にもってきて移植する術式が開発され，こちらについては視力予後もよい症例が報告されている[4]．ただし手術自体の侵襲が大きく，抗VEGF療法の普及の影に隠れる形となった．

臨床研究の背景〜再生医療の観点から〜

網膜色素上皮は，笹井芳樹博士の研究室でES細胞からドーパミン細胞を分化誘導する過程で偶然にできてきた．春田，高橋らは2004年にはすでにこの網膜色素上皮細胞が生体内のものと同じ性質をもち，網膜色素上皮の貪食能が欠如していることから視細胞が変性に陥るRCSというラットにES細胞由来の網膜色素上皮を移殖する再生医療が可能であることを世界に先駆けて示していた[5]．

しかし当時，わが国のES細胞を用いての臨床研究はまだまだ倫理的法規制や制度的に困難をきわめていた．そのようななかで登場したのがiPS細胞で，ようやく分化した網膜色素上皮細胞を臨床で使う可能性が開けることとなった．

そのころ，海外では一足先にES細胞由来の網膜色素上皮の治験が萎縮型のAMDを対象としてはじめられた．安全性試験ではあるが，保護効果も期待される結果はわれわれにも朗報であった[6]．iPS細胞の安全性には最後まで懸念を示す声もあり，直前になって全ゲノムを調べる要請があるなど，スムーズとはいえないまでも，2014年の1例目の移植実施まで無事推し進めることができた．

臨床研究のプロトコルと症例

今回の臨床研究では患者自身の皮膚からiPS細胞を誘導，品質検査を設定し，まずはiPS細胞の段階で規格合格株を選択，その後網膜色素上皮への分化をおこない，さらに移植用の網膜色素上皮細胞としての規格を満たす細胞を1.3×3mmサイズの細胞シートとして最終準備し（表1），新生血管を抜去後に移植するというデザインでおこなわれた（図1）．対象は滲出性AMDであり，エントリー基準は表2に示す通りである．臨床研究の目的は「自家皮膚組織由来のiPS細胞から分化誘導した網膜色素上皮細胞を用いて作製したRPE（retinal pigment epithelial）シートの安全性を確認するとともに，視機能に対する有効性およびプロトコル治療の実施可能性を評価する」ということで，1年後を評価時期として移植後の移植片の腫瘍形成や拒絶反応といった安全性の確認をおこない，併せて視機能も定期的に評価した．

症例1は77歳女性，右眼のポリープ状脈絡膜血管症（polypoidal choroidal vasculopathy：PCV）に対し，初診以来29ヵ月で13回抗VEGF治療をおこなうも再発をくり返し，矯正視力は0.15から0.09に低下，同意を得て2013年11月にエントリーされ，2014年9月に新生血管抜去およびRPEシートの移植術がおこなわれた．

表1 自家iPS細胞由来RPEシートの規格

項目	方法	規格値
1) シート外観	肉眼,顕微鏡による観察	細胞欠損,異物の混入および変色が認められないこと
2) シート構造	共焦点顕微鏡のZ-Stack機能による観察	
3) 生細胞率および生細胞密度	シートをトリプシン消化後,トリパンブルー染色	70%以上 4,500 cells/mm^2 以上
4) RPE関連遺伝子	RPE65,CRALBP,MERTK,BEST1の各遺伝子のRT-PCR	バンドが見られること
5) 純度	①免疫染色および色素の確認 ②培養皿に接着しない細胞の確認	①95%以上 ②99.9%以上
6) 幹細胞マーカー	Lin28のqRT-PCR	検出されないこと
7) 細菌	薬局方に準拠（メンブランフィルター法）	検出されないこと
8) マイコプラズマ	薬局方に準拠（PCR法,染色法）またはMycoTOOL®	検出されないこと
9) エンドトキシン	薬局方に準拠（比色法）	3 EU/mL以下

（掲載論文サプリメント[2],p12より引用）

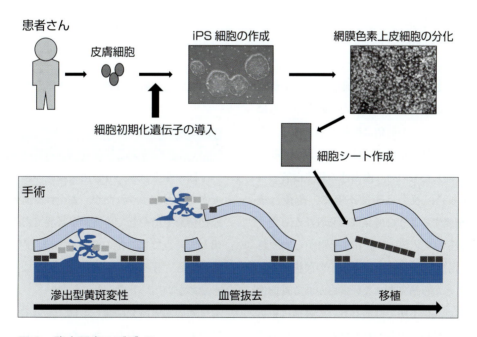

図1 臨床研究のデザイン

表2 登録患者のエントリー基準

選択基準
1）少なくとも一眼が滲出型 AMD（特殊型を含む）と診断されている患者
2）同意取得時の年齢が 50 歳以上の患者
3）中心窩下に CNV，瘢痕形成または網膜色素上皮裂孔を認める滲出型 AMD の患者
4）被験眼の矯正視力が手動弁以上 0.3 未満の患者
5）被験眼が標準治療（目安としてラニビズマブ投与を導入を含め合計 4 回以上実施）後も滲出性変化が残存する，もしくは再発をくり返す患者
6）マイクロペリメトリー（MP-1）による視感度測定において中心半径 4°以内の平均感度が 5db 以下の患者
7）本臨床研究について十分に理解したうえで文書による同意が得られた患者

除外基準（注）
1）眼感染症を合併している患者
2）その他の網膜疾患（糖尿病網膜症，高血圧網膜症，血管閉塞など）を合併している患者
3）視神経萎縮の確認された患者
4）眼圧コントロールのできない緑内障の患者
5）重度の肝障害（AST または ALT が 100 IU/L 以上）の患者
6）透析を要する重度の腎機能障害の患者
7）B 型肝炎ウイルス抗原，C 型肝炎ウイルス抗体，ヒト免疫不全ウイルス抗体，成人 T 細胞白血病ウイルス抗体，梅毒血清反応陽性の患者
8）抗生物質（ペニシリン，ストレプトマイシン），ウシ血清にアレルギーのある患者
9）抗凝固薬または抗血小板薬を移植前に中止できないと当該診療科の主治医が判断した患者
10）全身麻酔に不適切と麻酔医が判断した患者
11）悪性腫瘍の合併または 5 年以内の既往のある患者
12）インドシアニングリーンおよびフルオレセインに対して薬剤アレルギーの既往を有する患者
13）妊娠中もしくは授乳中の患者，妊娠している可能性のある患者（男性または閉経後 2 年以上経過している患者，不妊手術を受けているものを除く），患者本人もしくはパートナーが妊娠を希望している患者
14）同意取得前 1.ヵ月以内にほかの治験または臨床研究に参加していた患者
15）その他研究責任者または研究分担医師が不適当と判断した患者

注：1)～4) は被験眼においてとする．

（掲載論文サプリメント[2]，p9 より引用）

術後新生血管は抜去されたため滲出性変化はすみやかに消失，シートは挿入直後は隆起していたが時間とともに平坦化して横に広がり，その面積は術後 1 年でほぼ一定となった．拒絶や想定外の増殖所見はみられず，囊胞状浮腫が黄斑部に遷延したものの，滲出性の新生血管の再発もみられなかった．視力は術後不変で，術後は抗 VEGF 薬の追加を要するような所見はみられなかった．症例 2 は 68 歳男性．エントリー後 iPS 細胞から網膜色素上皮を作成したが，X 染色体上に遺伝子の欠損がみられ，男性であることから補完されない蛋白がある可能性が示唆され，その意義は不明ではあるものの移植は中止された．ただし，移植用に用意された網膜色素上皮の造腫瘍試験では異常はなかった．この時期に再生医療にかかわる法律が再生医療の臨床試験は病院主導でおこなうよう変更されたため，理化学研究所による主導でおこなわれていた本臨床研究は一旦終了となった．

まとめ

今回の臨床試験で iPS 由来細胞の移植治療が実施可能であることが示されたが，安全性や有効性については今後症例数を増やしての検討が必要である．なお，論文を出した時点では 2 年の経過であったが，3 年以上経過した現在も，移植片の生着像は変わりなく，滲出性の変化も認めない．

今回の臨床研究に関しては，実施するために掛かった時間もコストも膨大であったが，より実用的な医療をめざして現在は日本人最頻度の HLA タイプをホモでもった iPS 株由来の網膜色素上皮細胞を用いた他家移植の臨床研究をはじめている．実際に臨床研究をおこなってみ

るとみえてくる課題も多く，最低限の安全性を確保したら「実行」することの大切さも感じた．まだまだ再生医療も入り口に立ったところである．現時点ではまだ臨床的な効果がみえるほどではなくても，適応と方法を選べば十分に有用な治療になりうると思われる．「再生医療をつくる」段階から「再生医療をどう使うか」という選べる段階にまで進めていくのが当座の目標であろうか．また，くり返しとなるが論文のサプリメントには全プロトコル，移植に使った器具や実際に使った細胞株の品質規格データ，遺伝子発現やゲノムデータ，術後の臨床検査のデータなども詳細に載せられており，興味をお持ちになられた方はご参照いただければ幸いである．

文 献

1) Mandai M et al：Autologous Induced Stem-Cell-Derived Retinal Cells for Macular Degeneration. *N Engl J Med* 376：1038-1046, 2017
2) 高橋政代（総括責任者）：滲出型加齢黄斑変性に対する自家iPS細胞由来網膜色素上皮（RPE）シート移植に関する臨床研究実施計画書．第10.5版，2013年11月15日
3) Algvere PV et al：Long-term outcome of RPE allografts in non-immunosuppressed patients with AMD. *Eur J Ophthalmol* 9：217-230, 1999
4) van Zeeburg EJ et al：A free retinal pigment epithelium-choroid graft in patients with exudative age-related macular degeneration: results up to 7 years. *Am J Ophthalmol* 153：120-127, 2012
5) Haruta M et al：In vitro and in vivo characterization of pigment epithelial cells differentiated from primate embryonic stem cells. *Invest Ophthalmol Vis Sci* 45：1020-1025, 2004
6) Schwartz SD et al：Human embryonic stem cell-derived retinal pigment epithelium in patients with age-related macular degeneration and Stargardt's macular dystrophy: follow-up of two open-label phase 1/2 studies. *Lancet* 385：509-516, 2015

特別インタビュー

New England Journal of Medicine 世界初 iPS由来細胞シート移植の臨床研究

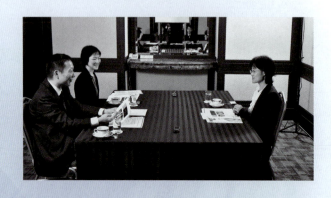

万代　道子 先生
MANDAI Michiko
理化学研究所多細胞システム形成研究センター
網膜再生医療研究開発プロジェクト
副プロジェクトリーダー

小沢　洋子 先生（聞き手）
OZAWA Yoko
慶應義塾大学医学部眼科学教室専任講師

安川　力 先生（聞き手）
YASUKAWA Tsutomu
名古屋市立大学大学院医学研究科視覚科学
准教授

再生医療の研究に至るまでの道のり

小沢　今回の万代先生の論文は N Engl J Med 誌に掲載されました．日本の眼科医が first author として掲載されることは滅多にない快挙ですし，「イチオシ論文」のレビューとともに特別対談を組ませていただきました．まず，万代先生の研究経歴と，どのようにして再生医療研究の道に進まれたのかをお聞かせいただけますか．

万代　大学院時代は最初酵素学を専門とする岩城正桂先生がメンターで，チロシンヒドロキシラーゼという酵素の眼組織でのリン酸化制御を研究していました．そのため，同じ補酵素を持つ一酸化窒素（NO）合成酵素が世に出てきた時には，すぐにその酵素活性を測ることができたので，ちょうど病態研究をやりたいと思っていましたので，NOとブドウ膜炎とのかかわりなど研究しはじめました．「NOブーム」みたいに言われていた時代です．また性差の観点からエストロゲンの眼内炎症や新生血管に対する影響も研究していました．その後，米国の国立衛生研究所（NIH）のほうで，アポトーシスの研究をしているラボに1年在籍してアポトーシス保護遺伝子のノックアウトマウスを作り，ボスが引っ越してしまったことから，その後1年は NIH の免疫研究のラボに移り，非常に基礎的な免疫研究をしていました．

　留学中に，ちょうど高橋政代先生が京都大学の探索医療センターに赴任されお誘いくださり，探索研究，という分野に惹かれて帰国時そちらの研究室に戻って，まずは遺伝子診断の研究の立ち上げに従事し，さらに高橋先生の本道の再生医療にもかかわるようになりました．

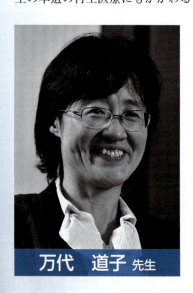

万代　道子 先生

小沢　万代先生がすごく多彩でいらっしゃるのは，いま伺ったような歴史も関係があってのことですね．NIHで免疫研究に携わったときのノウハウや知識は，今のご研究にも役立っているのですか．

万代　そうですね．

いろいろ理解するうえで役立っている感じです.

小沢 高橋政代先生から,万代先生は凄い馬力のある先生と伺ったことがあります.遺伝子診断研究の系の立ち上げも「1年ぐらいかかるかなと思っていたら,もうできちゃったのよ」とおっしゃっていました.

万代 馬力があるのは高橋先生ですね(笑).

小沢 いえいえ,その馬力のある高橋先生がおっしゃるのですから(笑).多彩な研究歴ですが,いまメインでおこなっている研究は何になるのでしょうか.

万代 再生医療のトランスレーショナルリサーチ,人工多能性幹細胞(iPS細胞)を用いた視細胞の移植,視機能の再生です.臨床では網膜色素変性よりも加齢黄斑変性(AMD)を中心にみていますが,視細胞の移植研究は,もともと高橋政代先生が神経の移植も含め,米国にいらしたころからやっておられ,もともと興味のあった分野でもあり,そのテーマを引き継いだという感じです.

世界初ヒトiPS細胞による再生医療の臨床研究

小沢 今回の論文を拝見させていただき,これまで伺ってきた講演内容などの集大成のような印象をもちました.この研究は医師主導の臨床研究という位置付けでよろしいでしょうか.

万代 はい,治験ではなく臨床研究として研究予算を取っておこなっています.

安川 研究開始からどのぐらいかかったのでしょうか.

万代 かなりの年月ですね.それこそ最初は胚性幹細胞(ES細胞)で準備をしていました.ES細胞は倫理的な法規制などもあってなかなか進まなかった時に,iPS細胞が出てきて道が開いた感じでしたが,実はこの網膜色素上皮細胞をシートにするところにもすごく苦労していました.2009年に,川崎医科大学から来られた鎌尾浩行先生が取り組んだところ,ポッと上手くシートができて,大きなブレークスルーとなりました.そこから臨床応用の道が本格的に開けました.そうはいってもこの間,4～5年はかかっていると思います.

小沢 細胞シートは,形が崩れてばらばらになったりしないのですか.

万代 はい,非常に頑丈というと言葉が変ですがまとまりのよいシートで,この臨床研究の売りになります.この細胞シートは,コラーゲンIの上に細胞をまいて作るのですが,細胞自体がラミニンとコラーゲンIVを分泌して,コラーゲンIを溶かしても,ちゃんと自分がつくった基底膜でシートが形成されるというものです.人工物を使わずに,すべて自前の細胞で作製されたもので,それこそ鎌尾浩行先生の成果です.

小沢 チームの構成メンバーはどのようになっていたのですか.

万代 眼科医がいて,細胞の培養はテクニシャンが中心となってやっています.最初,iPS細胞の誘導とそこからの分化誘導については,眼科ではない基礎研究者の貢献も大きいです.網膜色素上皮細胞の分化誘導は,もとはといえば笹井芳樹先生らがES細胞からドパミン分泌細胞を分化誘導する研究から偶然出てきたもので,ES細胞から分化させていた時代は,春田雅俊先生が研究をおこなっていました.iPS細胞でやりはじめてからは,眼科医や眼科の大学院生が,スタッフに手伝ってもらいながら臨床に乗せていった感じです.

小沢 この臨床研究では何が一番大変でしたか.

万代 長い道のりでしたので,どこが大変と限定するのは難しいです(笑).

安川 逆にずっと苦難の道だったわけですね,すべてが(笑).

万代 「本当によくここまで来たな」というのが正直な気持ちです.

安川 「研究の壁」のところはそれを乗り超えようとする楽しさもありますが,世界初の移植ですから,行政審査を含め品質管理や膨大な検査,精神的なプレッシャーなど,研究とは別の面で苦労が多かったのではないかと思います.

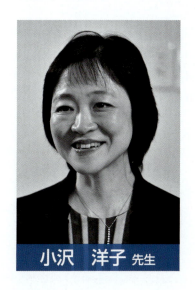

小沢 洋子 先生

症例選択とN Engl J Med誌への投稿

小沢 患者様の選び方で教えてほしいのですが，今回，なぜポリープ状脈絡膜血管症（PCV）を選択されたのですか．

万代 エントリー基準を満たす症例で，瘢痕の大きさ，年齢や通院の状態などをスコアリングしたうえで決定しています．また，新生血管の抜去により適した症例という観点はありました．

小沢 典型AMDのほうが，病変が1ヵ所に集中していて新生血管の抜去がしやすいかもしれないので，典型AMDを選ぶのかと思っておりました．

万代 PCVとはいえ，タイプ2新生血管に由来する，比較的抜去しやすそうな瘢痕巣があり，ただ，もともとはPCVだったという感じです．光干渉断層計（OCT）でブルフ膜は綺麗に見えていたので，丸ごと取れるかな，と．

小沢 今回，論文を投稿して，査読者からどのような指摘が入りましたか．

万代 iPS細胞を用いた移植ということで，最初から興味はもってくれてはいましたが，とにかく詳細なデータを求められました．臨床研究のプロトコルからクローンの絞り込みや，どのように最終的に移植する細胞を選んだのか，など，そのため論文サプリメントの数は膨大になりました．かつ，ケースレポートであったため，字数に制限があり，最初は字数を気にせず提出するよう言われたのに，最後は「では文字数をこの半分にしましょう」と言われて大変でした（笑）．

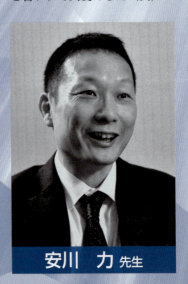

安川　力 先生

安川 アクセプトまでどれぐらいかかったのですか．

万代 2016年7月に投稿してその年の12月にはほぼアクセプトの連絡が来ていました．この間長く感じましたが，後から思えばかなりの超特急でしたね．作業的にも結構大変でしたが．

小沢 症例2を載せたのはなぜですか．症例1だけでもよい気がしますが．

万代 これも査読者からの要請ですね．最初の投稿の際には症例2についてはそれほど触れていなかったのですが．

他家移植と今後の臨床応用に向けて

小沢 つぎのステップとなる臨床研究は，またスタイルが少し異なるとお聞きしています．

万代 いま進めている臨床研究は，自家移植ではなくCiRAにストックされたiPS細胞のなかから，患者さんのヒト白血球抗原（HLA）に適合するものを選んで移植するという他家移植になります．自家移植にくらべて時間や労力，費用も格段に抑えられる利点があります．

小沢 今後の臨床応用を考えた場合，先生ご自身はどのような症例が最もよい適応だとお考えですか．

万代 やはり基本的には網膜色素上皮の機能不全のある方だろうと思います．また，網膜色素上皮は弱っているけれども，視細胞の機能がまだ多少なりとも残っている方ですね．それと新生血管の抜去自体も新鮮な時におこなって，手技も白内障手術のように安全で簡便にできるとよいなと思っています．

安川 確かに早期に実施すれば，抜去する新生血管も線維瘢痕化する前のフィブリン成分主体の新鮮な段階なら，周囲との癒着もマイルドで視細胞も残っていて，そこに健常な網膜色素上皮細胞が入れば，視機能の改善が期待できますね．

万代 環境が戻りますよね．昔の記憶で美化されているかもしれませんが，血管抜去もフレッシュな時ほどスポッときれいに抜去できていたような気はしますね．

小沢 同感です．でも抜去の手術を知らない人も増えてしまいました．

万代 そうなんです．手術を知らない人は，やはり大変な手術だと思うかもしれません．

細胞シートの美しさが研究の推進力に

小沢 多くの研究者が協力して一つの方向をめざせたこ

とは凄いことです．ここまでやってこられたモチベーションは何だと思いますか．

万代 確かに何でしょうね．私自身が「わぁ！これは」と思ったのは，網膜色素上皮の細胞シートをはじめて見た時です．すごく綺麗でした．心を奪われるというか，高橋政代先生も最初に見た時に「これは！」と思ったという話をよくされていました．本当にこの六角形の細胞は美しいと思いました．

安川 普段の培養だと紡錘状になり，形も全然違ったりするものが….

万代 生体内にあるべき姿と同じ姿でそこにあった．組織として完成した形でした．そういえば，杉田直先生も理化学研究所に来るまでは「さすがにそこまでは」と思っていたところ，実際に目にして実験してみて「間違いなく本物の網膜色素上皮だと思った」とおっしゃっていましたね．「これは何とか有効利用しなければならない」そのような感覚がお互いにあったかもしれませんね．

小沢 では最後に読者に向けてメッセージがありましたらお願いします．

万代 そういうのは得意ではないのですが，若手の先生には，何か変に賢く構えて「そんなのできるわけない」と言ってしまうことなく，いろんな可能性があることを追究していってほしいですね．

安川 不可能かどうかはやってみないとわからないということですね．

万代 そうですね．やはり，できると思わないとできないことはたくさんあると思います．信じすぎて駄目なことも時にはあるのですが，信じてやってみることも大事なのではないかと思います．

小沢 非常に重みのあるメッセージをいただけたのではないでしょうか．本日は貴重なお話をありがとうございました．

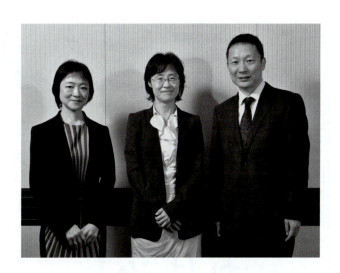

高血圧治療に何か抜けていませんか?

探検する服薬アドヒアランス

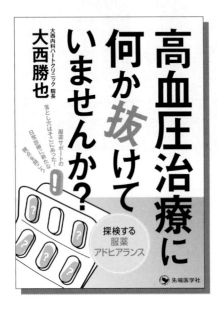

大西勝也
(大西内科ハートクリニック 院長)

A5判 / 並製本 / 120頁
ISBN 978-4-86550-213-8
定価(2,500円+税)

◆主要目次

1. 服薬アドヒアランス不良によって生じる諸問題
2. 高血圧患者さんの服薬アドヒアランス向上について考える
3. 服薬アドヒアランス向上のための5つのポイント
4. 服薬指導における各スタッフの役割
5. 患者さんに応じた多様なアプローチを考える

　高血圧治療の臨床では,ガイドライン通りに薬剤を処方しているのにもかかわらず,血圧がなかなか安定しない難治性高血圧の患者に時折遭遇する.そのような場合,医療者は「その処方薬が本当に服用されているのか?」を見直す必要がある.本書では,高血圧治療の落とし穴である服薬アドヒアランスの向上について,やさしい語り口で探究する.

　服薬アドヒアランス低下によって生じる問題の提起から始まり,その原因と改善のためのポイント,医療チームの各職種の役割を解説.また患者さんに応じたアプローチを考察し,服薬アドヒアランス向上に成功した患者さんのエピソードをコラムとして所収している.

　明日からの診療が少し変わる,医療チームへの問いかけの一冊.

株式会社 **先端医学社**

〒103-0007 東京都中央区日本橋浜町2-17-8 浜町平和ビル
TEL 03-3667-5656(代)/FAX 03-3667-5657
http://www.sentan.com

連載 第12回　日本人のヒット論文 −本音で語る苦労話−

▶ メジャージャーナルに掲載された日本人研究者による論文をレビュー
▶ 論文著者に研究の実際や苦労話を直撃インタビュー

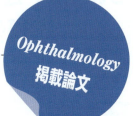

Ophthalmology 掲載論文

Stickler 症候群における黄斑低形成

Foveal Hypoplasia in Patients with Stickler Syndrome.

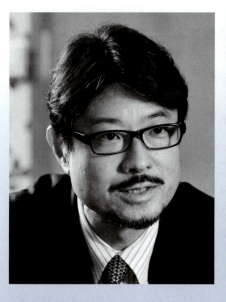

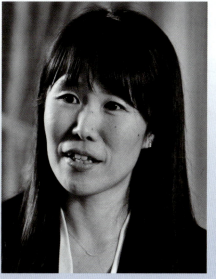

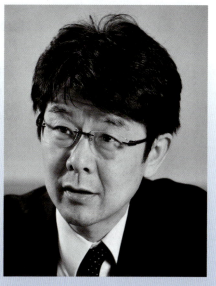

Interviewer
石田　晋 先生
Ishida Susumu
北海道大学大学院医学研究院眼科学教室教授

略歴
1990年　慶應義塾大学医学部卒業 慶應義塾大学医学部眼科研修
1994年　佐野厚生総合病院眼科医長
1995年　慶應義塾大学医学部眼科学教室助手
2001年　ハーバード大学研究員
2004年　慶應義塾大学医学部眼科学教室講師
2005年　慶應義塾大学総合医科学研究センター
　　　　網膜細胞生物学研究室主任
2008年　慶應義塾大学医学部稲井田記念抗加齢眼
　　　　科学講座准教授
2009年より現職

Guest
松下　五佳 先生
Matsushita Itsuka
産業医科大学眼科学教室

略歴
2006年　産業医科大学医学部卒業
　　　　国立病院機構福岡東医療センター初期臨床研修医
2008年　産業医科大学眼科
2011年　小波瀬病院眼科
2012年　産業医科大学眼科
2014年　産業医科大学眼科助教
2016年　西日本産業衛生会産業医
　　　　産業医科大学眼科非常勤医師
現在に至る

Interviewer
近藤　峰生 先生
Kondo Mineo
三重大学大学院医学系研究科臨床医学系講座眼科学教授

略歴
1991年　金沢大学医学部卒業
1997年　名古屋大学大学院医学研究科博士課程修了
1998年　名古屋大学医学部附属病院眼科助手
1999年　ミシガン大学眼科留学
2002年　名古屋大学医学部附属病院眼科講師
2006年　名古屋大学大学院医学系研究科感覚器障害制御学准教授
2011年より現職

論文レビュー

Stickler症候群における黄斑低形成

掲載

Matsushita I *et al*: Foveal Hypoplasia in Patients with Stickler Syndrome. *Ophthalmology* 124: 896-902, 2017

はじめに

Stickler症候群は，眼および全身の結合組織に異常をきたす常染色体優性遺伝の疾患である[1]．高度近視，白内障，ベール状の硝子体変性，周辺部網膜変性が特徴で，若年で裂孔原性網膜剥離を生じる主要な疾患である[2]．Stickler症候群の原因はプロコラーゲン遺伝子の変異であり，80％以上の症例で*COL2A1*遺伝子変異が検出される[3]．Stickler症候群に関する黄斑形成異常の報告はこれまでなかった．本研究ではStickler症候群に対して黄斑の形状解析をおこなった．

対象・方法

遺伝子検査で*COL2A1*遺伝子変異が検出され1型硝子体所見を伴うStickler症候群と診断された25例（平均年齢19.9±14.2歳，4～50歳）39眼について，眼科一般検査および光干渉断層計（OCT），OCT angiography（OCTA）検査をおこなった．11眼は網膜剥離に伴う眼球癆や網膜剥離術後の黄斑浮腫，固視不良により除外した．OCT検査はラジアルスキャンモードにて撮影し，foveal bulgeが写っているスライスを中心窩と判定した．中心窩および傍中心窩（中心窩より1,000μm）における網膜内層，網膜外層の厚みをそれぞれキャリパー機能で計測した（図1A）．中心窩の網膜内層遺残比を計算し，中心窩網膜内層遺残の有無を調べた（図1B）．また，中心窩の網膜外層隆起比を計算し，視細胞層の発達の指標とした（図1B）．OCTAにて中心窩無血管領域（FAZ）の面積を計測し，OCT en face画像にて黄斑前膜の有無を確認した．網膜内層遺残比と視力，屈折との相関を統計学的に検討した．

結果

1）OCT所見

中心窩の陥凹は全例で浅く，7眼（18％）で陥凹の消失を認めた．網膜内層遺残比は平均0.34±0.17（0～0.66，成人の正常値は0.05[4]）であった．中心窩網膜内層遺残は39眼中32眼（82％）でみられた．6眼で網膜表層に硝子体膜が見られたが，en face画像が撮影できた21眼全例で網膜前膜や網膜表層の皺襞は観察されなかった．OCTAでは25眼全例でFAZの縮小（0～0.19mm^2）を認めた．網膜外層隆起比は平均1.53±0.21（1.17～2.07，成人の正常値は1.44）であり，正常な視細胞層の発達が示唆された．

2）視力・屈折

矯正視力と網膜内層遺残比に有意な相関はなかった．中心窩網膜内層遺残を認めた症例の75％は20/25以上の良好な視力であった．屈折値と網膜内層遺残比にも有意な相関はなかった．

考察・まとめ

今回，Stickler症候群の症例の82％で中心窩網膜内層遺残を認め，OCTAにて全例でFAZの縮小を認めた．網膜外層の発達は正常であった．網膜内層遺残の程度と視力や屈折値には相関がみられなかった．

Thomasらは中心窩網膜内層遺残の有無や視細胞層の発達度等のOCT所見にもとづき黄斑低形成をgrade1（軽症）～grade4（重症）に分類し，視力との相関を報告した[5]．Thomasらの分類にもとづくとわれわれの症例は全例がgrade1もしくは2の軽症に該当するため，視力が良好であったと考えられる．

黄斑低形成を合併する疾患として白子症や，*PAX6*遺伝子変異を伴う先天無虹彩などが知られている．Stickler症候群は軽度の黄斑低形成（中心窩網膜内層遺残）を認め，比較的視力が良好であるという点で未熟児網膜症や家族性滲出性硝子体網膜症などの疾患と類似している[5,6]．

Stickler症候群に黄斑低形成を合併する機序は不明である．疾患の本態であるコラーゲンの形成異常が関与し

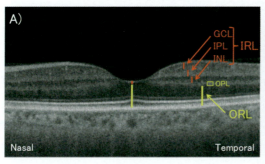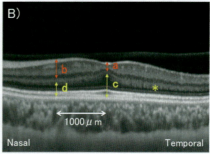

図1　正常眼（A）と黄斑低形成症例（B）のOCT所見の比較

A：網膜内層（IRL）＝内境界膜の内側〜内顆粒層の外側，網膜外層（ORL）＝外網状層の外側〜網膜色素上皮の内側とした[7]．正常では中心窩に網膜内層はみられない．
B：黄斑低形成では中心窩陥凹が浅く，中心窩網膜内層遺残がみられる．中心窩における網膜内層（a），網膜外層（c）および傍中心窩における網膜内層（b），網膜外層（d）の厚み計測し，網膜内層遺残比（a/b）および網膜外層隆起比（c/d）を算出した．耳側ではヘンレ層が写り（＊），網膜外層の計測が難しいため，傍中心窩の計測は鼻側でおこなった．

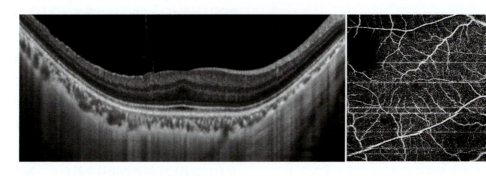

図2　Stickler症候群の症例（17歳男性）

OCTで中心窩陥凹が浅く，中心窩内層遺残（内層遺残比：0.59）を認める．OCTAでFAZの消失を認める．視力は矯正（1.2）と良好である．

ている可能性があるが，明確なエビデンスはない．Stickler症候群では高度近視が特徴であり，黄斑低形成との関連も想定されたが，今回の結果では中心窩網膜内層遺残の程度と屈折値には相関がみられなかった．

特発性黄斑前膜（ERM）ではしばしば中心窩陥凹の消失やFAZの縮小がみられ，その所見はStickler症候群と一見類似している．しかし，両者のOCT en face画像を比較してみると，ERMでは高頻度に網膜硝子体境界面での雛襞の形成がみられるのに対し，Stickler症候群で雛襞を認めた症例はなかった．このことからStickler症候群の黄斑低形成と加齢性の黄斑前膜は発生機序が異なると考えられる．

Stickler症候群における黄斑低形成の報告は本研究がはじめてである．黄斑低形成は*COL2A1*遺伝子変異を伴うStickler症候群の特徴の一つであると考えられるが，視力が良好な症例が多い疾患であるためこれまで見落とされてきた可能性がある．本研究で得られた新たな知見がStickler症候群の病態解明に寄与すると期待される．

文　献

1) Richards AJ et al：Variation in the vitreous phenotype of Stickler syndrome can be caused by different amino acid substitutions in the X position of the type II collagen Gly-X-Y triple helix. *Am J Hum Genet* 67：1083-1094, 2000
2) Donoso LA et al：Clinical variability of Stickler syndrome: role of exon 2 of the collagen COL2A1 gene. *Surv Ophthalmol* 48：191-203, 2003
3) Fincham GS et al：Prevention of retinal detachment in Stickler syndrome: the Cambridge prophylactic cryotherapy protocol. *Ophthalmology* 121：1588-1597, 2014
4) Maldonado RS et al：Dynamics of human foveal development after premature birth. *Ophthalmology* 118：2315-2325, 2011
5) Thomas MG et al：Structural grading of foveal hypoplasia using spectral-domain optical coherence tomography a predictor of visual acuity? *Ophthalmology* 118：1653-1660, 2011
6) Villegas VM et al：Foveal structure-function correlation in children with history of retinopathy of prematurity. *Am J Ophthalmol* 158：508-512.e2, 2014
7) Yonekawa Y et al：Familial Exudative Vitreoretinopathy: Spectral-Domain Optical Coherence Tomography of the Vitreoretinal Interface, Retina, and Choroid. *Ophthalmology* 122：2270-2277, 2015

著者インタビュー

Guest
松下 五佳 先生

Interviewer
石田 晋 先生
北海道大学大学院医学研究院眼科学教室教授
近藤 峰生 先生
三重大学大学院医学系研究科臨床医学系講座眼科学教授

初期研修では小児科を選択

石田 今回紹介する日本人のヒット論文は，「*Ophthalmology*」という非常に高いインパクトファクターのジャーナルに掲載された Stickler 症候群に関する新しい知見で，筆頭著者の松下五佳先生にお話を伺います．最初に先生のご略歴等をお伺いしたいと思います．

松下 生まれも育ちも福岡県です．大学も産業医科大学で福岡を離れたことがありません．大学卒業後の2年間は地元福岡の病院で研修して，3年目から産業医科大学の眼科に入局しました．幼少の頃より視力は2.0と眼科は縁のない科でしたが，ポリクリの実習で眼の手術を見て美しいと思ったのがきっかけで眼科に興味をもち，自分もやってみたいと思いました．ですが，初期研修の2年間は別の科で学ぼうと選択期間のほとんどを小児科で過ごしたのですが，そこで小児科の面白さにはまってしまいました．

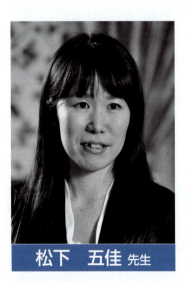
松下 五佳 先生

近藤 では，悩んだのではないですか，小児科か眼科で．

松下 正直，とても悩みました．最終的には眼科を選択し，今は，教授の近藤寛之先生の下で，結果的に数多くの小児の患者さんを診ることができています．

石田 入局の際には近藤寛之先生はもういらしたのですか．

松下 いえ，私が入局して4年目の途中から着任されました．

石田 もともと近藤寛之先生は遺伝性の網膜変性疾患を得意とされていますからね．小児は集まりそうですし，それはきっと松下先生が近藤寛之先生を呼び寄せたのですね（笑）．入局された後は，どういったお仕事をされてきたのでしょうか．

松下 実は私が入局してからの4年間は，まったく後輩が入ってきませんでした．

近藤 苦しい時代でしたね．

松下 毎年バーベキューの準備は自分たちの仕事でしたし，「永遠の1年目」のような感じでしたが，良い面もあって先輩の先生方から教えてもらう機会がたくさんありました．また，小児に興味があったので，近藤寛之先生が赴任されてからは，指導いただきながら新生児集中治療室（NICU）で未熟児の診察をしたり，様々な疾患のお子さんの診療にも携わりました．また，入局5～6年目には遺伝子解析の手技を教わり，初めて研究した真性小眼球症の家系で運良く新規の遺伝子異常が見つかり，論文を書かせていただきました（Matsushita I et al, *Jpn J Ophthalmol* 56：396-400, 2012）．

近藤 ということは大学院の前にすでに英語の論文を書いていたのですね．素晴らしい．大学院に入ったのはいつ頃ですか．

松下 10年目です．現在，大学院3年目です．産業医科大学の卒業生は産業医業務に2年間従事する義務があり，眼科を半分，産業医を半分勤めながら，大学院で研究も行っています．

近藤 では，大学院に入ったのは遅めだったのですね．

松下 はい．産業医として勤務する2年間は，時間的にも少し余裕ができるので，「この機会にしっかり研究のほうをやってみないか」と勧められたこともあり，大学院に進みました．

石田 産業医という立場がチャンスにもなる．

松下 そうですね．社会人大学院という制度で，夕方に講義を受けるような形を取っています．

■連載 日本人のヒット論文 －本音で語る苦労話－

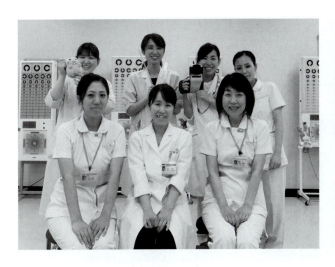

写真1 いつも小児の診察をサポートしてくれるORTさんと看護師さん

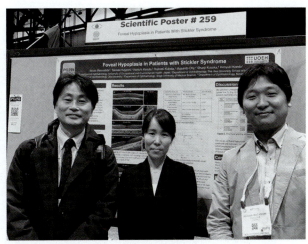

写真2 2016年のAAO（シカゴ）にて今回の論文を発表

Stickler症候群にみられる黄斑内層遺残

近藤 今回の論文を読むと，かなり前からStickler症候群の遺伝子を集めておられるようですね．

松下 はい．以前に近藤寛之先生がStickler症候群40例，23家系の患者さんを集めて報告した論文を書かれていました．再度，特徴的な所見を調べ直したことが研究のきっかけでした．

石田 Stickler症候群の患者さんを長期間しっかりフォローしていたからこそ，近藤寛之先生の下だからこそ可能であった研究かもしれませんね．

松下 はい．患者さんとは，夏休みごとでもいいから，来院していただけるような関係性を築きなさいと教えられています．

石田 また，目のつけどころがシャープだと感じたのは，難治性の剥離になったり，硝子体がなくベールのようになっているといった，教科書に記載されているような所見を見て満足してしまうことが多いと思うのですが，そこからさらに黄斑に着目したという点は大きいですね．Stickler症候群は一般的には視力は良好ですから，黄斑は正常だろうと考えてしまう．

近藤 確かにこうした視点は，遺伝子だけをみていても気づきません．患者さんを数多く診てデータを精査するなかで初めて「あれっ」と気づくもので，臨床医ならではの視点だと思います．今回の報告では，黄斑の内層の厚さに着目され，私もそこが素晴らしいと思いました．

松下 パッと見て正常にみえる黄斑でも，本当に正常なのかを検討するため，目をつけたのが内層遺残でした．黄斑低形成の分類でも，最も軽度とされるのが内層遺残で，その後に陥凹消失，bulgeの消失と続きます．Stickler症候群も軽度だからこそ視力が保たれ，見落とされてきたのではないかと考え，注意して内層を観察すると，多くの患者さんで内層遺残があることに気づきました．そこから，ただ内層があるだけでは説得力に欠けるため，説得力のあるデータに変えていくために検討を重ねました．文献を調べていくなかで，未熟児～成人における内層遺残比を用いて黄斑形成過程を検討した論文があって，「これは使える」と思ってその計算式を用いました．

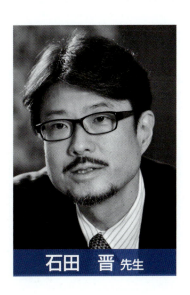

石田 晋 先生

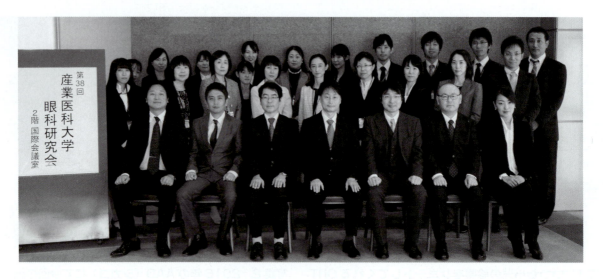

写真3 医局のメンバー

Ophthalmology誌への論文投稿

石田 やりがいのある仕事で，エネルギーも使って充実していたのではないかと思いますが，論文投稿の際に苦労したことなどはありませんか．

松下 結構スムーズに受理していただけたと思います．教授の指導のおかげです．

近藤 たとえば「同年代のコントロールを集めて提出しなさい」といった査読者からの指摘などはありませんでしたか．

松下 先ほどの引用した論文では，成人，小児，正期産児，未熟児と，かなりしっかりした正常データがあり，それを対照として使用しています．Historical controlだったものの，大丈夫でした．

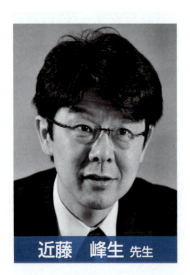

近藤 峰生 先生

近藤「真ん中は切れているのか」という指摘はありましたか．

松下 それは想定していて，radialで切り，どの方向でも大丈夫であることを前もって書いておきました．

近藤 OCTアンギオグラフィでFAZが小さいというデータも出していますよね．それも最初から入れていたのですか．

松下 はい，本当に低形成なのかを証明するために入れました．

近藤 内層がないだけで低形成と言ってしまうのはどうかと思いますが，ほぼ全例FAZがなければ納得しますから，非常に良い畳み掛けだと思います．

石田 しかも以前であればフルオレセイン蛍光眼底造影検査（FA）で評価していましたが，今はOCTアンギオグラフィが使えます．実際，小児のFAZをFAで見るのは難しいですから，運も引き込んでいますよね．

松下 実はこの研究を始める前に，同門会の先生方からSS-OCTを寄付していただいたのです．

石田 同門会の方々も「Ophthalmology」に掲載されたのなら投資した甲斐があったというものです．

松下 他施設の先生方にもかなり協力していただきました．使用しているOCTの機種が施設によって異なるため，キャリパーで指定した箇所を計測してもらうといった，かなり細かいオーダーを先生方にお願いしており，視能訓練士さんを含めて大変ご面倒をおかけしたと思います．

近藤 いろいろなサポートがあって，症例を集めるのにも協力いただいたとのことですが素晴しい成果で，これは間違いなく教科書に載る仕事です．また，そこから内層遺残とコラーゲンの遺伝子異常がどのように関連するのか，そのメカニズムの解明が難しいですよね．

松下　そこのメカニズムは不明のままですが，何かしらコラーゲンの形成異常が関係しているだろうということで，それが後天的に獲得されたものではないことをはっきりさせるため，en Face画像も撮りました．黄斑前膜（ERM）では雛襞の形成がみられましたが，Stickler症候群ではまったく認められない綺麗な画像でした．

石田　普通であれば「内層があるぞ」というだけで舞い上がってしまいますが，かなり用意周到にレビューアー対策もしながら書き上げたから，とんとんと通ったのでしょうか．近藤先生がおっしゃるようにメカニズムの解明なども残された課題です．今後も「Sticklerの松下先生」と言われるぐらい極めていただきたいですね．

これからも小児の眼を守りたい

石田　この論文が出たことで，松下先生の代名詞は「Stickler症候群」になってしまうかもしれませんが，ご自身では今後の展望など，どのようにお考えですか．

松下　今後も小児の眼疾患に携わっていきたいと思います．特に未熟児ですね．ここで私が判断を誤ったら「この子はどうなってしまうのだろう」と，常に緊張感を持って診察しています．普段の診察でもその子たちの眼を救うために何ができるのかを考え，その延長線上に研究があって，患者さん本位の研究ができたらと思います．

近藤　勉強しなければいけない小児の疾患はたくさんありますよね．たくさん診ていると，また今回のような気づきというか，おもしろいテーマが出てくるに違いないですね．

松下　基礎研究をされている先生ももちろん素晴しいと思いますし，ただ一般の臨床のなかからでも，ちゃんと研究ができるのだということは，自分にとっても今後の大きな励みになりました．ですから，若い先生たちにも臨床で忙しいから研究ができないとは思ってほしくないと思います．また，研究のためだけではなく，患者さん，小児ならなおさらですが，患者さんを離さず，ずっとフォローしていけるような関係性を構築していくことはとても大切なことだと考えており，これからも実践していきたいと思います．

石田　患者さんを離さずフォローする，その根底にあるのはphysician scientistとしての気概だと思います．患者さんを診る，新しいことを見つける，それをちゃんと報告する，こういう考え方のできる方，身につけている方はすでに指導者の域に入っていて，頼もしい限りです．松下先生のますますのご活躍に期待したいと思います．

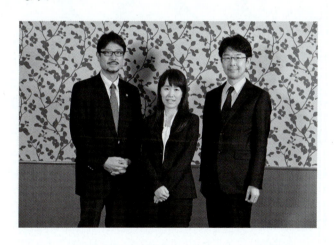

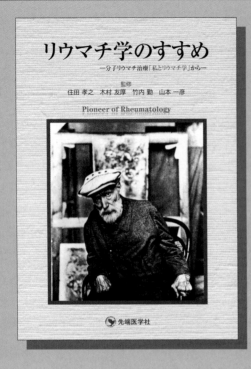

先人たちのリウマチ人生から次世代のリウマチ学を志す若人へ

「私とリウマチ学」として『分子リウマチ治療』誌に連載されたエッセイの総集編.

約半世紀で怒涛の進歩を遂げたリウマチ分野であるが,未だ発症機構を完全には解き明かされておらず,サイエンスに基づいた治療戦略を開発することは現代に残された課題である.半世紀前のリウマチ医療の悲惨さ,50年間の免疫学と分子生物学の進歩,現在のサイエンスに基づく治療薬(生物学的製剤など)の開発,トランスレーショナルリサーチの進歩,バイオ治療時代の課題と安全性,将来への提言と期待などリウマチ分野の歴史が凝縮された読み応えのある一冊.

(表紙)ピエール＝オーギュスト・ルノワール
日本でも人気の高いフランス印象派の画家.47歳で関節リウマチを発症するも屈曲した手に絵筆を結びつけ,晩年まで絵を描きつづけた.

リウマチ学のすすめ
―分子リウマチ治療「私とリウマチ学」から―

監修 住田 孝之／木村 友厚／竹内 勤／山本 一彦
定価(本体2,000円＋税)B5判／並製本／98頁 ISBN：978-4-86550-111-7

執筆者

安倍 達(埼玉医科大学総合医療センター名誉所長／埼玉医科大学名誉教授)
京極方久(東北大学名誉教授)
粕川禮司(福島県立医科大学名誉教授)
松井宣夫(名古屋市立大学名誉教授／名古屋市総合リハビリテーション事業団理事長,名誉センター長)
東 威(聖マリアンナ医科大学リウマチ・膠原病・アレルギー内科客員教授)
長屋郁郎(元国立名古屋病院副院長)
佐々木毅(東北大学名誉教授／NTT東日本東北病院名誉院長)
諸井泰興(伊東市民病院内科)
藤川 敏(藤川医院院長)
橋本博史(順天堂大学名誉教授／医療法人社団愛和会名誉理事長)
吉野槇一(日本医科大学名誉教授／東京電機大学客員教授)
廣瀬俊一(順天堂大学名誉教授／一般財団法人産業医学研究財団理事／アークヒルズクリニック総院長)
立石博臣(神戸海星病院理事長)

秋月正史(秋月リウマチ科院長)
澤田滋正(関町病院／元日本大学医学部教授)
長澤俊彦(杏林大学名誉学長)
東條 毅(独立行政法人国立病院機構東京医療センター名誉院長)
市川陽一(聖ヨゼフ病院名誉院長)
山名征三(医療法人(社団)ヤマナ会会長)
近藤啓文(北里大学メディカルセンターリウマチ膠原病内科客員教授)
江口勝美(社会医療法人財団白十字会佐世保中央病院リウマチ膠原病センター顧問)
能勢眞人(愛媛大学名誉教授)
小池隆夫(NTT東日本札幌病院院長／北海道大学名誉教授)
宮坂信之(東京医科歯科大学名誉教授)
高杉 潔(道後温泉病院リウマチセンター常勤顧問)
今井浩三(東京大学特任教授／神奈川県立がんセンター研究所長)

株式会社 先端医学社

〒103-0007 東京都中央区日本橋浜町2-17-8 浜町平和ビル
TEL 03-3667-5656(代)／FAX 03-3667-5657
http://www.sentan.com

連載 第12回 日本人のヒット論文 −本音で語る苦労話−

- メジャージャーナルに掲載された日本人研究者による論文をレビュー
- 論文著者に研究の実際や苦労話を直撃インタビュー

Mol Ther Nucleic Acids 掲載論文

網膜血管新生に対するペリオスチンを標的とした新規一本鎖RNA干渉薬の治療効果

Therapeutic Effect of Novel Single-Stranded RNAi Agent Targeting Periostin in Eyes with Retinal Neovascularization.

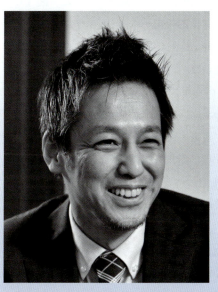
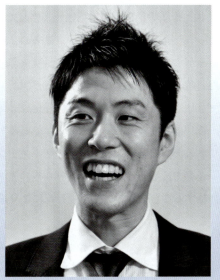
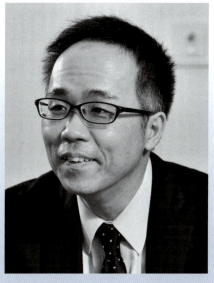

Interviewer
神田　敦宏 先生
KANDA Atsuhiro

北海道大学大学院医学研究院眼科学教室
特任講師

略歴
1998年　摂南大学薬学部卒業
2000年　摂南大学大学院薬学研究科博士前期課程修了
2001年　財団法人サントリー生物有機科学研究所
　　　　研究員
2005年　ミシガン大学 Kellogg Eye Center Post-doc
　　　　fellow
2008年　米国国立衛生研究所（NIH）Research fellow
2010年　北海道大学大学院医学研究科眼科学分野
　　　　特任助教
2013年より現職

Guest
中間　崇仁 先生
NAKAMA Takahito

飯塚病院眼科／九州大学眼科

略歴
2008年　松山赤十字病院（卒後臨床研修医）
2009年　九州大学病院（卒後臨床研修医）
2010年　九州大学病院眼科医員
2011年　九州中央病院眼科医師
2012年　九州大学大学院眼科学教室入学（大学院）
2016年　九州大学大学院眼科学教室博士課程修了
2016年　飯塚病院眼科医師
現在に至る

Interviewer
山城　健児 先生
YAMASHIRO Kenji

日本赤十字社大津赤十字病院眼科部長

略歴
1995年　京都大学医学部卒業
　　　　京都大学医学部附属病院眼科
1996年　田附興風会北野病院眼科
1997年　浜松労災病院眼科
1998年　京都大学大学院医学研究科眼科学入学
2001年　マサチューセッツ眼耳科病院客員研究員
2003年　京都大学大学院医学研究科眼科学修了
　　　　神戸市立中央市民病院眼科副医長
2008年　京都大学大学院医学研究科感覚運動系外科学（眼科学）助教
2013年　京都大学大学院医学研究科感覚運動系外科学（眼科学）講師
2016年より現職

論文レビュー

網膜血管新生に対するペリオスチンを標的とした新規一本鎖 RNA 干渉薬の治療効果

掲載

Nakama T *et al* : Therapeutic Effect of Novel Single-Stranded RNAi Agent Targeting Periostin in Eyes with Retinal Neovascularization. *Mol Ther Nucleic Acids* **6** : 279-289, 2017

背景

　糖尿病網膜症や網膜静脈閉塞症，未熟児網膜症などで認められる，網膜虚血による網膜血管新生は視力障害の主因の一つである．網膜血管新生に対して，抗 VEGF 薬が臨床において一定の効果を示しているが，治療抵抗例や網膜線維化促進の可能性など，まだ問題は残っている．網膜血管新生には，種々の細胞外マトリックスが重要な役割を果たしており，われわれは，これまでに網膜線維血管増殖組織特徴遺伝子としてペリオスチンを発見し[1]，ペリオスチンを標的とした新規一本鎖 RNA 干渉薬が脈絡膜血管新生と線維化の双方を抑制することを報告した[2]．

目的

　網膜血管新生におけるペリオスチンの役割と，ペリオスチン標的新規一本鎖 RNA 干渉薬の治療効果を検討すること．

方法

　In vivo では，野生型およびペリオスチンノックアウトマウスを用いて，酸素負荷網膜血管新生（oxygen-induced retinopathy : OIR）モデルを作成した．OIR モデル網膜におけるペリオスチンの発現を real-time RT-PCR・ELISA で，局在を免疫染色により検討した．また，網膜フラットマウントを作成し，野生型マウスとペリオスチンノックアウトマウス間で網膜新生血管面積を比較した．さらに，高酸素負荷直後にペリオスチン標的新規一本鎖 RNA 干渉薬を硝子体内に投与し，同様に網膜新生血管面積を比較した．*In vitro* では，培養ヒト網膜血管内皮細胞を用いて，ペリオスチンの増殖・遊走・管腔形成への効果とそのシグナル経路を検討し，さらにペリオスチン標的新規一本鎖 RNA 干渉薬の抑制効果を検討した．

結果

　In vivo の OIR モデルにおいて，野生型マウス網膜でペリオスチンの発現が増加し，病的網膜新生血管が最大となる時期でその発現はピークとなった．ペリオスチンは病的網膜新生血管の血管内皮細胞および血管周皮細胞と網膜内 M2 マクロファージの一部と共染色された．野生型マウスと比較して，ペリオスチンノックアウトマウスでは網膜新生血管面積は有意に減少していた（図1）．また，ペリオスチン標的新規一本鎖 RNA 干渉薬投与により，従来の二本鎖 RNA 干渉薬より有意に病的網膜新生血管面積を抑制した．

　In vitro では，ペリオスチンは培養ヒト網膜血管内皮細胞の integrin $\alpha v \beta 3$ に結合し，FAK・Akt のリン酸化を介して増殖・遊走・管腔形成を有意に促進した．また，ペリオスチン標的新規一本鎖 RNA 干渉薬は培養ヒト網膜血管内皮細胞のペリオスチン発現を有意に抑制し，それにより遊走・管腔形成も抑制した．

考察

　本研究の結果より，虚血網膜において血管内皮細胞・血管周皮細胞・M2 マクロファージがペリオスチンを産生し，integrin $\alpha v \beta 3$, FAK・Akt のリン酸化を介して網膜血管新生を促進していると考えられた．ペリオスチンは脈絡膜や癌，虚血肢，皮膚ケロイドにおける血管新生を促進しているとの報告もあり，血管新生に対する新規治療標的として有用と考えられた．ペリオスチンは血管内皮増殖因子（vascular endothelial growth factor : VEGF）とは違い，正常網膜での発現は少ないため[3]，現在多く用いられている抗 VEGF 治療以上に副作用の少ない疾患特異的治療となることが期待できる．さらにペリオスチンの作用経路は VEGF 非依存的であ

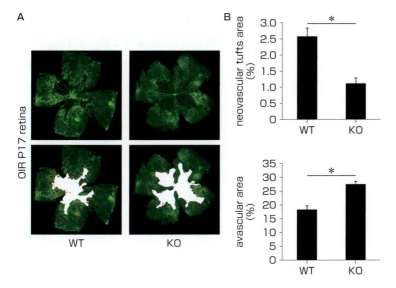

図1 ペリオスチンノックアウトマウスにおける網膜血管新生
A：野生型マウス（WT）およびペリオスチンノックアウトマウス（KO）を用いてOIRモデルを作成し，血管を免疫染色した．病的網膜新生血管（赤）および無血管野（白）を認める．
B：WTとKOの血管面積を比較した．病的網膜新生血管面積はKOで有意に減少していた．無血管野はKOで有意に増加していた．（$p<0.01$）

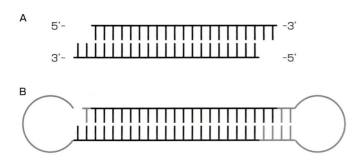

図2 ペリオスチン標的新規一本鎖RNA干渉薬
A：従来の二本鎖RNA干渉薬．標的非依存的な作用やDDS，構造の安定性などの面で課題がある．
B：新規一本鎖RNA干渉薬．一本鎖核酸であるがself-annealingし，二本鎖様の構造となり構造の安定性が増す．一本鎖としたことで標的非依存的な作用を認めない．

ることが考えられるため，抗VEGF治療への相加効果も期待できる．

RNA干渉薬は抗体薬にくらべて開発時間やコストなどの面で優位性があると考えられるが，従来のRNA干渉薬である二本鎖RNA干渉薬（**図2A**）では，Toll-like receptor 3（TLR3）を介した標的非依存的な作用やdrug delivery system（DDS）の必要性，構造の安定性などの面で問題があった[4]．本研究で用いた新規一本鎖RNA干渉薬（**図2B**）では，それらの問題の改善が期待でき，本研究でも従来の二本鎖RNA干渉薬より in vivo での病的血管新生抑制効果が高い結果であった．さらに，今回用いたペリオスチン標的新規一本鎖RNA干渉薬は，標的とした配列がヒト，マウスに共通したものであるため，今後のヒトに対する臨床試験にもそのまま用いることができると考えられる．

結論

ペリオスチンは網膜血管新生を促進する．ペリオスチン標的新規一本鎖RNA干渉薬が虚血網膜血管新生の新規治療薬となる可能性が示唆された．

文献

1) Ishikawa K et al：Microarray analysis of gene expression in fibrovascular membranes excised from patients with proliferative diabetic retinopathy. *Invest Ophthalmol Vis Sci* **56**：932-946, 2015
2) Nakama T et al：Inhibition of choroidal fibrovascular membrane formation by new class of RNA interference therapeutic agent targeting periostin. *Gene Ther* **22**：127-137, 2015
3) Yoshida S et al：Increased expression of periostin in vitreous and fibrovascular membranes obtained from patients with proliferative diabetic retinopathy. *Invest Ophthalmol Vis Sci* **52**：5670-5678, 2011
4) Pecot CV et al：RNA interference in the clinic：challenges and future directions. *Nat Rev Cancer* **11**：59-67, 2011

著者インタビュー

Guest

中間　崇仁 先生

Interviewer

神田　敦宏 先生
北海道大学大学院医学研究院眼科学教室特任講師

山城　健児 先生
日本赤十字社大津赤十字病院眼科部長

指導医の勧めから大学院進学へ

山城　本日は九州大学の中間崇仁先生にお越しいただきました．まず，先生のご経歴について教えてください．

中間　私は，九州大学卒業後，研修を経て九州大学眼科学教室に入局しました．入局1年目は九州大学病院の病棟，2年目は九州中央病院にて勤務した後，大学院に進みました．当初は研究にそこまで興味があったわけではなく，今回の論文のコレスポンディング・オーサーでもある吉田茂生先生がちょうど大学のほうに戻られ，ご存知のとおりパワー溢れる先生ですが，その吉田先生からお話を伺っているなかで大学院への進学を決めました．

山城　大学院に入られた当初は，動物を扱ったり実験機器の扱いであったり，抵抗感はありませんでしたか．

中間　実は外病院にいるときから，時間に余裕があるときに研究室に立ち寄って教えていただくなど，大学院進学前から少しずつ準備をしていたような感じです．

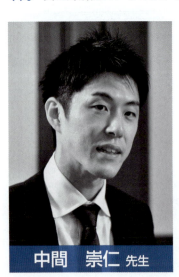
中間　崇仁 先生

神田　九州大学の研究システムは何か一つ大きなラボがあり，そこに各研究グループのメンバーが働いているような感じなのですか．それとも独立しているのでしょうか．

中間　基本的には独立しているような感じですが，他のグループと一緒に集まって何かをするときもあります．最近，園田康平先生が教授に着任されてからは，合同のミーティングを開催したり，少しずつ変わってきている状況です．また教室内にPh.D.の先生もいらっしゃって詳しい実験系などの相談も可能で，研究機器も充実しており，環境面は恵まれています．

血管新生へのペリオスチンの関与と創薬の可能性

山城　研究のきっかけなどはありましたか？

中間　指導医の吉田先生からは「PVR治らんぞ．増殖膜はどうにかせにゃいかん」とよく言われていましたし，研究をするなら手術では治せないような治療法のないところにアプローチしてみたい気持ちもありました．また，ペリオスチンについては，同じ研究室の石川桂二郎先生が増殖性硝子体網膜症（PVR）の増殖にペリオスチンが関与することを報告しており，その次の展開・課題などを考えながらスタートさせました．

山城　では今回の論文の概要について教えていただけますか．

中間　以前に私自身がGene Therapy誌のほうに，細胞増殖に関与するペリオスチンが，脈絡膜の線維血管膜の形成に関与することを示し，また核酸医薬であるNK0144を使ってそれを抑制し得たという論文を報告しておりました．今回の研究では，その続報のような形で，網膜の血管新生におけるペリオスチンの関与を報告し，同じように核酸医薬であるNK0144を使い，血管新生の抑制についても同様に検討を行いました．

山城　この論文のアピールポイントはどのあたりにあると思われますか．

中間　血管新生を検討していますから，そのなかで血管内皮増殖因子（VEGF）以外の経路を抑制しようとしている点と，また，ペリオスチンは線維増殖への関与も示唆されますから，血管新生と線維増殖の双方を抑制する可能性があり，そこは魅力的なポイントであろうと思っています．

神田　創薬のアプローチは数多くあるなかで，今回使われた一本鎖核酸に着目されたきっかけはありますか．

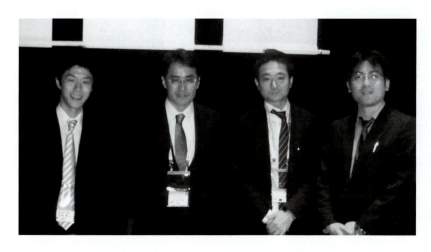
写真1　吉田茂生先生（平成25年日眼評議員会指名講演後）

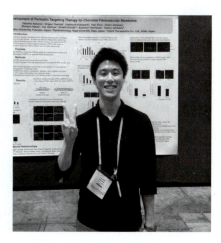
写真2　ARVOポスター発表

中間　中和抗体も検討しておりましたが，抗体医薬はやはり安定した抗体をつくることが難しく，時間や費用もかかります．その点，一本鎖核酸の場合には，安定性が高くコストも安く，現在，国内のベンチャー企業と提携し，臨床応用に向けて取り組んでいます．

神田　ヒトへの応用を考えた場合，適応や対象はどのようにお考えですか．

中間　加齢黄斑変性（AMD）で線維化が出始めた症例に先手を打って使用することや，重度の増殖糖尿病網膜症（PDR）などが候補としてあげられるかと思います．また，今の時代，血管新生に関与するVEGFは外せないと思いますので，実際にはVEGF阻害薬にアドオンするような形を考えなければいけないと思います．また，評価法や主要アウトカムをどのように設定するのかも難しい課題です．

神田　今回の一本鎖核酸ですが，阻害効果が高いなど従来のsiRNAに比べてメリットもあると思いますが，逆に何かデメリットはあるのですか．

中間　そうですね．実際，一本鎖とはいっても，細胞内に入り，最終的には結局二本鎖になったうえで効果を発揮しますが，実際にどこまで一本鎖のまま，生体内に存在しているのか詳しくわかっていません．これまでの核酸医薬とくらべ，明らかになっていない点が多いといえます．

研究中の苦労話・エピソード

神田　論文投稿などでは苦労しましたか．

中間　1つ前の論文ですが，*in vivo*で実際にペリオスチンの抑制効果が得られるのか，データの提出を求められました．確かに当然だと思うのですが，そのときはAMDの中心窩下脈絡膜新生血管モデルマウスでしたが，その組織採取が非常に難しかったですね．

山城　そこは確かに量が採りにくいですよね．

中間　採取してワンステップで一気にPCRに回してもどうにかバンドが出るか出ないかというところでした．リバイスは期間が区切られており，その点も苦しかった思い出があります．

山城　研究中は休みもとれず，かかりきりなることもあったのではないですか．

中間　やはり*in vivo*を扱っていると，時間ごとにデータを記録したり，酸素濃度を数日間一定に保つ必要があったり，どうしてもそうなりますよね．ただ，拘束される時間帯はある程度決まっていたので，それ以外では自分の時間を作ることが出来ました．ちょうど子どもが生まれた時期と重なり，研究して，家に帰って子供をお風呂に入れて，また研究室に戻って，というような感じです．

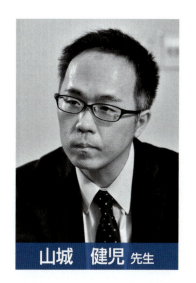
山城　健児 先生

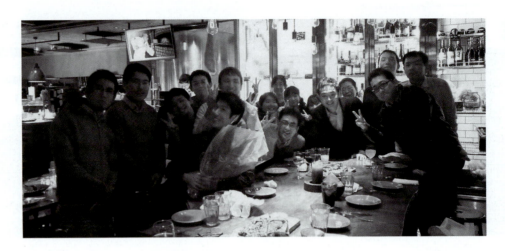

写真3 大学院卒業時ラボメンバー

山城 それはすごく大変だったんじゃないですか.

中間 それは結構楽しみながらというか,ちょうどよかったです.論文も,夜の静かな研究室で書き進めることができました.

山城 今回,もう少し検討を加えたかった点などはありますか.

中間 *In vivo* での局所投与で,血管新生の抑制効果は示すことができましたが,網膜でのペリオスチンの発現が実際に下がっているのか,また,ペリオスチンと他の蛋白との相互作用も,もう少し調べてみたかったというのはあります.

今後の展望・抱負

山城 今後の展開,抱負などがあれば教えていただけますか.

中間 現在は臨床のほうに戻り,実験になかなか手が回らない時期ではありますが,やはりペリオスチンは本当に面白くて,増殖組織だけでなく線維化,例えば緑内障でトラベクレクトミー後の線維化に関しても関与するということが分かってきています.もし,その線維化を抑えられれば,緑内障の survival rate をかなり延長でき,眼圧などのフォローがしやすくなるのではないか,そうした検討もおこなえたらと思っているところです.

神田 前眼部だけでなく後眼部,あるいは両方ターゲットにするとなると,ドラッグデリバリーシステム(DDS)も重要になりそうですね.

中間 後眼部はそこが悩みどころだと常々思っています.最近,さまざまなDDSが考案されておりますが,何が適するのか難しいところです.DDSの検討を含めて,これからは眼科単独ではなく,基礎研究や工学系の先生方との連携も視野に入れる必要があると思っています.

神田 私自身は基礎研究者ですが,臨床医である先生ご自身の診療体験から「この疾患のここのところが分からない」というようなお話をいただけると,私たち基礎研究者からはその病態解明に向けた研究・実験の方法などを提案することが出来ます.基礎研究者と臨床医の連携,相互のディスカッションも重要ですよね.

研究生活を振り返って 大学院で得られたもの

山城 大学院の4年間,研究に従事してよかったですか.他の若手の先生方にもおすすめしたいと思いますか.

中間 もちろん良かったですし,後輩から聞かれたら「少しでも興味があるのなら大学院には行ったほうがい

いよ」と伝えています．

山城 どこが一番良かったですか．

中間 多くの論文を読み込み，自身の手を動かし，診断と治療のあいだの病態について，より深く考えるようになりました．実は大学院に進学する前，臨床における診断と治療がルーティン化した単純サイクルの繰り返しのような感覚になってしまって，このままでは知識や臨床のスキルは頭打ちになるのではないかと思うことがありました．しかし，大学院を経た現在は，以前よりも外来に出るのが楽しくなりましたし，すごく魅力的なものに感じています．

4年という期間を考えると，不安に感じる面もあると思いますが，私自身，いま臨床に戻っていますが，手術なども同期と比較してそれほど変わらないと感じています．神田先生もおっしゃっていましたが，臨床での疑問点から基礎研究へつなげるような橋渡し役もできるで

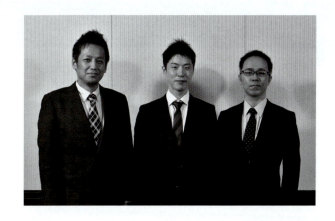

しょうし，そうした意識をもつだけでも，よりよい仕事につながり臨床も楽しくなると思います．

山城 大学院を考えている方には，非常に参考になるお話ですね．本日は，貴重なお話をお聞かせ頂き，ありがとうございました．

連載 第12回 Retina施設めぐり【研究室編】

防衛医科大学校眼科学教室
Department of Ophthalmology, National Defense Medical College

田口 万藏
Taguchi Manzo

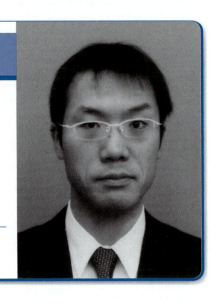

はじめに

原稿執筆の現在(2017年11月)防衛医科大学校研究室の大学院生は筆者と1年下の稲田先生の2名で、ドイツFriedrich Alexander大学から医学生のアンナさんが留学に来ています。当講座には「研究五訓」というモットーがあり、日々心のなかで唱えながら研究に挑んでおります。

研究室の概要

教授主導のもと、再生発生学講座の准教授である伊藤先生と眼科学講座の唐沢先生(PhD)にご指導いただき、日々研究に励んでおります。研究助手は田口さんという方が1名います。基本的には、各自の実験はそれぞれ1人でおこない、人数が必要な実験の時には院生同士でお互いに手伝いあっています。大学院生の数は少ないですが、眼科学講座の高山講師、播本助教、桜井助教、佐藤助教も研究に熱心に励んでおり、毎週月曜日に週1回の間隔で研究ミーティングをおこなっております。毎週何らかの結果を出す必要があるのでつねにプレッシャーを感じております。ミーティングは基本的に英語でおこないますが、複雑な研究プロトコールの説明やディスカッションに熱が入ってくるとついつい日本語になってしまいます。また半年に1度、竹内教授の留学先で一緒に研究されていた他大学の先生方とTokyo Ocular Immunology Meeting(TOIM)というミーティングをおこなっております。学会ではないので、アットホームな雰囲気のなか、研究について歯に絹着せぬご意見をいただくことができます。

研究テーマ

研究テーマは大きく分けて網膜・涙腺・角膜に分かれております。網膜の分野はさらに糖尿病網膜症、加齢黄斑変性、ぶどう膜炎に分けられ、涙腺の分野では涙腺炎を自然発症するPD-1欠損マウスを用いた研究、角膜は培養上皮細胞に対するビタミンDの影響について解析がおこなわれています。

私のテーマは臨床データから得られた結果をもとに、糖尿病網膜症の発症における炎症性ファクター、とくにT細胞系サイトカインとその産生細胞を同定することです。もうすでに2年が経過してしまいましたが、糖尿病モデルマウスであるAkitaマウスとインターフェロンγノックアウトマウスを掛け合わせたダブルミュータントマウスを作成することができました。現在は、本マウスにおいて、糖尿病の増悪、糖尿病網膜症の発症の有無、そして糖尿病網膜症の眼局所にみられる免疫反応の解析をおこなっています。しかし、ぶどう膜炎以外の*in*

Information

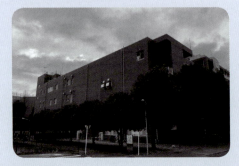

防衛医科大学校眼科学教室
〒359-8513
埼玉県所沢市並木3-2
TEL 04-2995-1211
FAX 04-2993-5332
HP:www.ndmc.ac.jp/hospital/section/2hp_2dep26眼科/

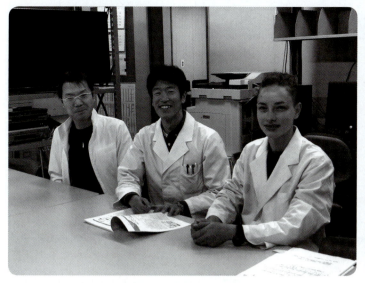

ドイツ出身のアンナさんと研究室メンバー

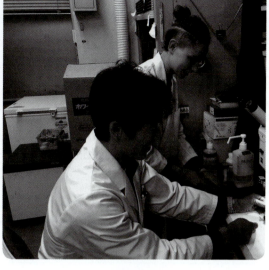

実験風景

*vivo*の網膜の研究はいままで当教室ではあまりされておらず，糖尿病網膜症のマウスモデルの眼底評価の手技も論文を参考にして一から自分で確立することにかなり難渋しています．最近ではマウス用の網膜電図（ERG）の電極を購入したのですが，よい波形が得られず試行錯誤の毎日です．2017年12月には，マウス専用の眼底観察装置が納入されるので，この雑誌が発行されるころには眼底写真やフルオレセイン蛍光眼底造影（FA）をたくさん撮れるようになっているはずです．蛍光顕微鏡や細胞培養装置などは講座で所有しており，電子顕微鏡やfluorescence activated cell sorting（FACS）といった高額の機械は共用のものを使用しています．当大学の特徴として，外傷や救急の研究に特化した防衛医学研究センターという施設があり，現役の自衛隊医官の研究者がはたらいています．

研究五訓

リサーチマインドをもて．研究を通して発見・創造の喜びを知ろう．
失敗は成功のもと．失敗データこそ吟味せよ．
浮き沈みは付き物．信じる道を進め．
世界との競合を楽しめ．研究は自分がライバル，世界がライバル．
千里の道も一歩から．毎日続けることが大切．

学会発表

興味深い知見が得られればすぐさま発表することを心がけており，海外の学会にも積極的に参加しています．とくに，日本眼科学会総会およびARVOには毎年演題を出せるように努力しています．2017年5月にボルチモアで開催されたARVOでは，新たな知識やご指摘をいただき，今後の方針を見直す大変よい機会になりました．

おわりに

私が入学するまでしばらく大学院学生不在の時期があり，数年は新しい大学院生が入ってくる予定もありません．やっと研究体制の土台が整ってきたところで，私の後も研究をつづけてくれる後輩を切に望んでおります．後輩が大学院に入りたいと思えるようにまずは自分が成果を出したいと思います．さらには，その結果が将来の眼科診療に貢献するような内容にできるよう，日々精進したいと存じます．

連載 第12回 Retina 施設めぐり【外来施設編】

兵庫医科大学眼科学教室
Department of Ophthalmology, Hyogo College of Medicine

福山 尚
Fukuyama Hisashi

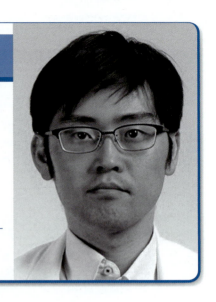

はじめに

兵庫医科大学は兵庫県の西宮市，阪神武庫川駅に隣接する大学で，1972年に設置された比較的新しい医科大学です．眼科の歴史は初代教授として井街譲先生が就任され，第2代教授として下奥仁先生，第3代教授として三村治先生（現・神経眼科治療学特任教授）と神経眼科をご専門にされた先生方が歴任してまいりました．

2016年度より五味文教授が主任教授に就任され，網膜疾患に対してもより力を注ぐようになっております．

眼科外来概要

兵庫医科大学は現在，五味文主任教授，三村治特任教授，池田誠宏教授，木村亜紀子准教授以下，講師2名，助教6名，レジデント8名，視能訓練士14名の体制で診療をおこなっております．専門外来は角膜外来，緑内障外来，網膜硝子体外来，斜視弱視外来，神経眼科外来・黄斑疾患／ブドウ膜炎外来を開設しております．また緊急対応医師を毎日設置しており，アイセンターと協力し網膜剥離などの緊急疾患に対しても当日にスムーズに対応できるようにしております．外来患者数に関して平成28年度は1日平均で190人，初診患者数は年間5,660人とたくさんの患者様をご紹介いただきました．

Retina 外来施設めぐりということで網膜外来診療に関しては画像診断に力を入れております．各種の光干渉断層計（OCT），OCT Angiography（OCTA），眼底写真や蛍光眼底造影などさまざまな検査を必要に応じて組み合わせ，正確な診断と詳細な観察をおこなうようにしております．また他覚的評価のみではなく，網膜疾患におい

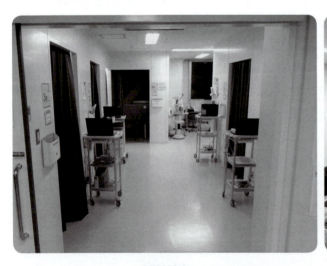

眼科外来

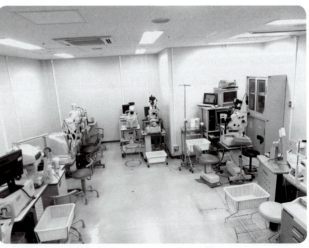

検査室（各種 OCT 機械など）

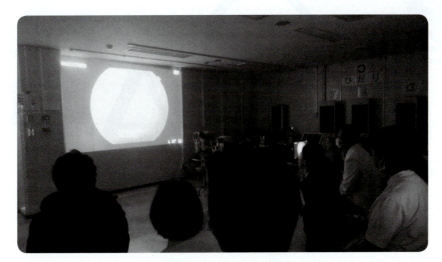

画像カンファレンス風景

て自覚的視機能評価(歪視や不等像視,視感度検査,両眼視機能など)も施行しながら,矯正視力以外の視機能低下にも細心の注意を払っております.

外来に関する最近の出来事として触れなければならないのは,外来の改装がおこなわれ,2016年の10月に改装が終了いたしました.いままで4診だった診察室を7診へと増設し,患者様の検査での動線を考慮した検査機械の設置や検査室の拡張などを大々的におこないました.改装中は当院の職員,外来患者様にもご迷惑をお掛けしましたが,改装後はより円滑に検査,診療をおこなうことができております.また処置室も改装され,外来処置室にて硝子体注射をおこなうことができるようにいたしました.これにより診察日の外来硝子体注射が容易になり,診察当日に病態に応じた硝子体注射を臨機応変に対応することができ,患者様の負担の軽減につながっております.

また網膜診療における外来教育の一環として,週に1度火曜日の外来終了後には,医師と視能訓練士が外来に集まり「画像カンファレンス」という症例検討をおこなっています.画像カンファレンスでは網膜疾患の基本的な症例から診断に苦慮している症例の相談までさまざまなケースディスカッションをおこなっています.

若手医師に眼底所見,OCT所見,蛍光眼底造影所見をプレゼンテーションしてもらい,それに対して全員でディスカッションし,画像所見を中心として診断能力の向上に努めております.若手医師には基本的な眼底,OCT所見,蛍光眼底造影所見の読影とプレゼンテーションを身に付ける機会となっております.視能訓練士には検査をおこなう上での注意点や改良点などのフィードバックをかけるよい機会となっております.

おわりに

兵庫医科大学眼科では教育機関,研究機関,そして臨床機関としてより高いレベルを維持できるように,われわれ医局員はつねに向上心をもって日々の診療に取り組んでおります.そしてご紹介いただく先生方,患者様に還元できるように努めてまいります.

今後とも兵庫医科大学眼科をよろしくお願い申し上げます.

Information

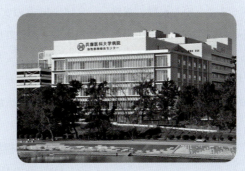

兵庫医科大学眼科学教室

〒663-8501
兵庫県西宮市武庫川町1番1号
TEL 0798-45-6111
FAX 0798-45-6937
HP:www.hyo-med.ac.jp/
department/oph/

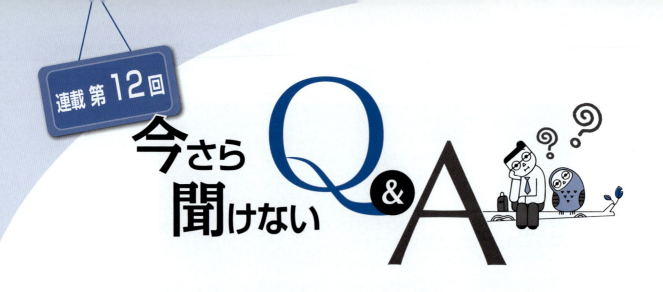

連載第12回 今さら聞けないQ&A

Q1 視神経炎，視神経症でなぜ中心暗点になるのでしょうか？

Answer

栗本 拓治
Kurimoto Takuji
神戸大学大学院医学研究科外科系講座眼科学分野

中心視野障害

中心暗点をきたす代表疾患である視神経炎やレーベル遺伝性視神経症（Leber hereditary optic neuropathy：LHON）の視野障害のメカニズムは現在も不明ですが，中心視野30度に70%の網膜神経節細胞が分布し，細胞タイプの一つのmidget細胞が黄斑部に密に分布しているため，中心視野障害はmidget細胞の障害で生じやすいと考えられています．LHONでは，瞳孔運動に関連した神経節細胞は障害されにくく，特徴的な中心視野障害から，細胞タイプ特異的な障害が示唆されています．動物実験からは，ネコ視神経外傷の変性に対し，中心網膜に密に分布しヒトのmidget細胞に近いβ細胞が脆弱であることが示されています[1]．また，中心視野の線維が集中する眼窩部視神経の中心部は，栄養血管の眼動脈系の軟膜血管網から遠位であるため，視神経炎では中心部が障害されやすいと考えられています．誌面の都合上，以降は視野解析が詳細におこなわれている視神経炎について述べます．

視神経炎の分類と特徴

米国の視神経炎多施設トライアルであるOptic Neuritis Treatment Trial（ONTT）で明らかにされた臨床的特徴を有する視神経炎を典型的視神経炎とよび，多発性硬化症（multiple sclerosis：MS）に関連した視神経炎を含みます．それ以外を非典型的視神経炎とよび，全身性疾患に伴うものと伴わないものに分かれます．全身疾患に伴わないものは，視神経脊髄炎（neuromyelitis optica：NMO）に関連した視神経炎，ステロイド反応性の慢性再発性炎症性視神経症が含まれ，全身疾患に伴うものは，サルコイドーシス，結合織疾患，全身性血管炎が含まれます．典型的視神経炎の特徴は，15～40歳の女性に多く，眼球運動時痛を有します．視力低下は数時間～数日ではじまり，2週間以内にピークに達します．発症後3週間以内に80%の症例で視力改善がはじまり，この自然回復することが典型的視神経炎の大きな臨床的特徴です．

視神経炎の視野解析

ONTTのHumphrey静的視野計（HFA）によるベー

スライン解析では，中心暗点，盲点中心暗点，視野消失を含む中心視野のびまん性感度低下が66.2%と高く，局所の感度低下は33.6%で，弓状暗点，水平半盲などさまざまな視野障害を認めています[2]．本邦での視神経炎治療多施設トライアルでは，びまん性感度低下が37%，局所の感度低下は62.5%を認め，なかでも盲点中心暗点が最多で，中心暗点，水平半盲，マ盲点拡大などを多く認めています[3]．抗アクアポリン4抗体の発見以降では，MSとNMOに関連した視神経炎の視野変化が多く検討されています．Nakajimaらは，Goldmann動的視野計（GP）にて，NMO症例の76%，MS症例の94%が中心暗点を呈し，MS症例のほうが有意に中心視野障害をきたしやすく，NMO症例の中心暗点以外の視野異常では水平半盲が最多であることを報告しています（図1）[4]．NMOに水平半盲が多いのは，抗アクアポリン4抗体を介した血管障害が反映されていると考えられています．Merleらは，MSとNMOの視野障害パターンをHFAにて初発例と再発例で検討しています．初発例では，NMOはびまん性感度低下と傍中心暗点，MSは鼻側階段，中心暗点，びまん性感度低下がみられるのに対し，再発例では，NMOは視野消失型が最多で，ついで水平半盲，傍中心暗点，MSはびまん性感度低下が最多で，ほかはさまざまな障害パターンを呈することを報告しています[5]．一方，Fernandesらは，HFAによる解析にて，MSにくらべNMO症例のほうが，視力，視野感度は有

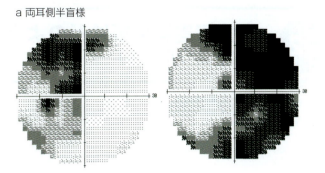

a 両耳側半盲様

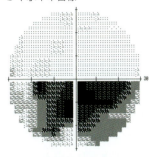

b 下水平半盲様

図1 NMOの視野変化（自験例）

意に低下するが，両者に視野障害のパターンに明らかな違いはなく，中心暗点も少ないと報告しています[6]．既報のHFAによるびまん性感度低下のなかには，全象限における感度低下も含まれ，GPでは中心暗点として検出される可能性があります．視野計測方法の違いはありますが，NMO，MSともに本質的には，中心視野の感度低下が生じやすいと考えられます

文献

1) Kurimoto T et al：Apoptotic death of beta cells after optic nerve transection in adult cats. *J Neurosci* **23**：4023-4028, 2003
2) Keltner JL et al：Visual field profile of optic neuritis：a final follow-up report from the optic neuritis treatment trial from baseline through 15 years. *Arch Ophthalmol* **128**：330-337, 2010
3) Wakakura M et al：Baseline features of idiopathic optic neuritis as determined by a multicenter treatment trial in Japan. Optic Neuritis Treatment Trial Multicenter Cooperative Research Group (ONMRG). *Jpn J Ophthalmol* **43**：127-132, 1999
4) Nakajima H et al：Visual field defects of optic neuritis in neuromyelitis optica compared with multiple sclerosis. *BMC Neurol* **10**：45, 2010
5) Merle H et al：Visual field characteristics in neuromyelitis optica in absence of and after one episode of optic neuritis. *Clin Ophthalmol* **7**：1145-1153, 2013
6) Fernandes DB et al：Comparison of visual acuity and automated perimetry findings in patients with neuromyelitis optica or multiple sclerosis after single or multiple attacks of optic neuritis. *J Neuroophthalmol* **32**：102-106, 2012

Q2 身体障害者手帳はどのようなタイミングで書いたらよいか教えてください

Answer

清水 朋美
SHIMIZU Tomomi
国立障害者リハビリテーションセンター病院第二診療部

　どんなに治療をおこなって病気を落ち着かせることはできても，結果的に患者さんの視機能が低いままという経験は眼科医であれば誰でもあるのではないでしょうか？　病気が治ったり落ち着いたりすることは大変喜ばしいことですが，患者さんにとっての一番の困りごとは見えにくさだと思います．見えにくさで日々悩んでいる患者さんに対して，眼科医として「これ以上治らない」という言葉だけで終わらせるのか，あるいは「見えにくくてもできることはたくさんある」という前向きな方向性を患者さんに伝えることができるのかで，患者さんの気持ちは大きく違ってきます．眼科医の最大ミッションは眼疾患の治療なので，どうしても病状ばかりに注目しがちですが，患者さんの見えにくさについても同時に気を配る必要があります．

　ロービジョンケアという言葉を聞いたことがないという眼科医はもはや少数だと思いますが，見えにくさで悩む患者さんに対してはロービジョンケアが必要不可欠です．ロービジョンケアは福祉の仕事という印象が強いですが，決してそんなことはありません．眼科医として身体障害者手帳（以下，手帳）についての情報を提供することも立派なロービジョンケアなのです．日常の眼科業務のなかでできるロービジョンケアは実はたくさんあって，見えにくさをカバーできるちょっとした工夫や情報を患者さんに伝えるだけでも患者さんにとっては眼科医が思う以上に有効であり，これこそがどこの眼科でもできるクイックロービジョンケアなのです．

　眼科医として手帳やロービジョンケアの話を患者さんにするのは，これ以上治らないと宣言しているようなものなので躊躇うという声を聞くこともあります．見えにくさで困っている患者さんには，まずは手帳という制度，ロービジョンケアというものがあるという情報は最低限お伝えするべきだと思います．手帳を申請するかしないかを最終的に決めるのは患者さんです．左右眼ともに矯正視力が0.15以下の患者さんはいないでしょうか？　ちなみに，手帳を申請する時は，0.15は0.1でカウントしますので，両眼の視力和が0.2となり，視力障害5級で申請可能です（表1)[1]．あるいは，ゴールドマン視野でI/4eイソプタが半分以下になっている患者さんはいないでしょうか？　このような患者さんは，視野障害5級で申請可能です（表1)[1]．

　5級や6級程度なら申請する必要がないという声も聞くことがあります．もちろん，5級や6級相当の患者さんをやみくもに申請する必要はありませんが，手帳を取得することで患者さんの生活のしやすさが格段に違ってくることがあります．たとえば，どうしても見えにくいために施設で歩行などの日常生活機能訓練を受けたい，あるいは補装具や日常生活用具を申請したい，といった希望がある場合には，まず福祉側から確認されることは「手帳はありますか？」という質問です．たとえ5級や6級でも，手帳があるかないかで，患者さんが受けられる公的サービスは大きく違います．つまり，手帳があれば公的サービスを受けられますが，手帳がなければ基本受けられません．補装具には眼鏡（矯正・遮光・弱視・コンタクト），白杖，義眼があり，日常生活用具には拡大読書器などが含まれます．各市区町村によって多少の違いはありますが，おおむね共通しています．このように，手帳は患者さんにとって生活しやすくなるための通行手形のような役割があります．

　今後，再生医療が本格化してくると，ロービジョンケアの需要はさらに高まることが予想されます．もちろ

表 1 視覚障害等級表

視覚障害		級別
視力障害	両眼の視力の和が 0.01 以下のもの	1 級
	両眼の視力の和が 0.02 以上 0.04 以下のもの	2 級
	両眼の視力の和が 0.05 以上 0.08 以下のもの	3 級
	両眼の視力の和が 0.09 以上 0.12 以下のもの	4 級
	両眼の視力の和が 0.13 以上 0.2 以下のもの	5 級
	1 眼の視力が 0.02 以下, 他眼の視力が 0.6 以下のもので両眼の視力の和が 0.2 を超えるもの	6 級
視野障害	両眼の視野がそれぞれ10度以内でかつ両眼による視野について視能率による損失率が95％以上のもの	2 級
	両眼の視野がそれぞれ10度以内でかつ両眼による視野について視能率による損失率が90％以上のもの	3 級
	両眼の視野がそれぞれ 10 度以内のもの	4 級
	両眼による視野の 2 分の 1 以上が欠けているもの	5 級

ん，見えにくい患者さんは心理的に障害受容ができていない場合もありますので，患者さんの様子を確認しながら手帳の情報提供をしていけるとよいでしょう．最終的に，「見えにくくてもできることはたくさんある」ということを患者さんに理解してもらえるような眼科医療であって欲しいと願っています．

※本稿は平成29年時点のものですが，平成30年度内に視覚障害の認定基準が改定される予定です．新基準については関連資料をご確認ください．

--- 文 献 ---

1) 西田（清水）朋美：身体障害者手帳・障害年金の書類の書き方．Monthly Book OCULISTA 15：45 – 55, 2014

Q3 全視野・局所・多局所 ERG のデータ解釈の違いについて教えてください

Answer

島田 佳明
Shimada Yoshiaki

藤田保健衛生大学坂文種報徳會病院眼科

おもな ERG には，全視野 ERG，局所 ERG，多局所 ERG の種類があり，それぞれに記録／解釈のコツがあります[1]．

1. 全視野 ERG

暗順応，明順応の違いと刺激の強さ[2]により全視野 ERG にも複数の種類があります（図1）．専用の装置ではこれらすべてを記録できますが，簡易型の記録装置で得られるのは最も基本になる，暗順応下で強い光刺激をする（3）であり，最大応答ともよばれ，単純に ERG といえばこの反応のことを意味します．簡易型記録装置でも製品によっては（3）のほかに（3-1）や（5）も扱えます．

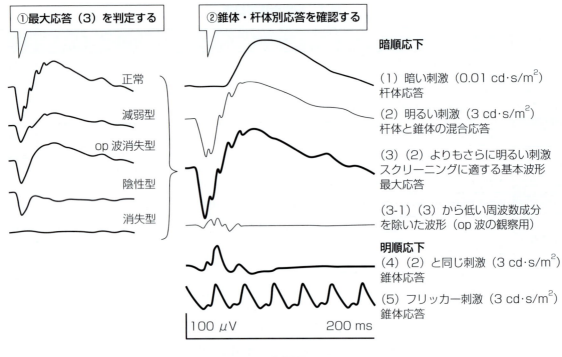

図1 全視野ERG

①全視野ERG：基本波形を判定する

基本になる（3）の波形を見て，異常であればその型を判定します（図1左）．全視野・局所・多局所ERGの解釈で，波形を読む（形状を評価する）のはここだけです．減弱型は透光体混濁，op消失型は糖尿病網膜症，陰性型は網膜中心動脈閉塞や定在性夜盲のような双極細胞障害，消失型は網膜色素変性などが該当します．片眼性の疾患では僚眼との比較が簡便で有用です．散瞳不良，電極の装用の不具合など記録の失敗で，健常眼でもERGが減弱型や消失型になってしまう場合があることに注意しましょう．

②全視野ERG：錐体・杆体応答を確認する

（1）が記録できるなら杆体単独の応答，（4）または（5）が記録できれば錐体単独の応答です．杆体応答（1）が正常で錐体応答（4）（5）が消失すれば錐体ジストロフィなど，逆に杆体応答（1）が消失して錐体応答（4）（5）が保たれていればビタミンA欠乏症などが該当します．臨床ではこれらの全視野ERGは反応があるか，ないか（あるいは明瞭に減弱）を見ればよく，波形は読まなくてよいでしょう．

2. 局所ERG・多局所ERG

網膜の一部のみを機能評価する試みで，散乱光の影響を抑制するため明順応下で記録するので全視野ERGでは図1の（4）に相当する錐体応答です．微小な電位で記録法も複雑ですので，記録が失敗している頻度も高くなります．

③局所ERG：全視野ERGの錐体応答と比較する

三宅ら[3]が開発した眼底カメラ型記録装置で，赤外線で眼底を観察して，おもに臨床で重要な黄斑部のERGを記録するので，黄斑局所ERGまたは黄斑ERGとよばれます（図2左上）．錐体応答で，波形も全視野ERGの錐体応答と似ています．全視野ERGの錐体応答が保たれ，黄斑ERGが減弱すれば，黄斑部の選択的な錐体障害が診断でき，オカルト黄斑ジストロフィー（三宅病）が発見されました．

④多局所ERG：全波形表示の反応の分布を見る

専用の記録装置で，数十個の局所ERGを得ることができます（図2）．いろいろな呈示方法がありますが，診断的価値があるのは波形を一覧表示する全波形表示です．全波形表示で，反応がある部位とない部位が観察できるのが一番の陽性所見で，三宅病や急性帯状潜在性網膜外層症（AZOOR）を診断します．これらの疾患では多局所ERGの減弱領域が，視野の欠損部位や光干渉断層計OCTの網膜外層の微細な形態異常のある領域と一致します．全波形表示で，個々の反応がすべて識別できない場合は，全領域の反応の減弱か，記録の失敗かを判断するのがむずかしく，有用でありません．また多局所ERGの反応分布をグラフ

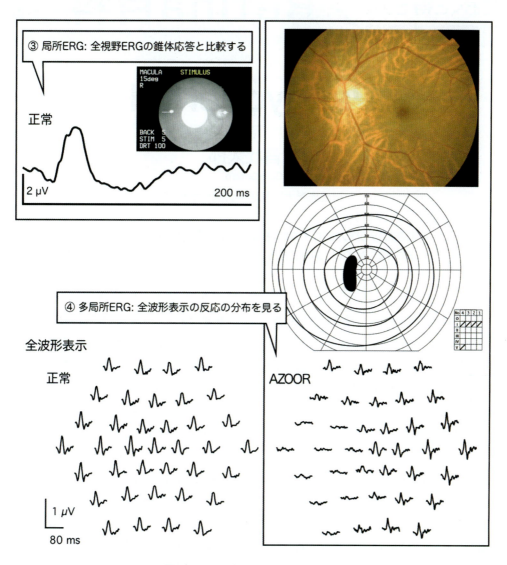

図2 局所 ERG・多局所 ERG

にした3Dプロットは，記録の質の評価ができないため，単独では診断的価値がありません．

文献

1) 山本修一他編：ERGどうとる？どう読む？メジカルビュー社，東京，2015
2) McCulloch DL, et. al：ISCEV Standard for full-field clinical electroretinography（2015 update）. Doc Ophthalmol 130：1-12, 2015
3) Miyake Y：Electrodiagnosis of retinal diseases. Springer, Tokyo. ISBN-,13：978-4431998099, 2006

Pachychoroid

大音壮太郎
Ooto Sotaro

京都大学大学院医学研究科眼科学

▶ Key Words —— pachychoroid neovasculopathy, pachychoroid geographic atrophy, age-related macular degeneration

はじめに

"Pachychoroid"とは脈絡膜の肥厚，脈絡膜血管の拡張を含む脈絡膜形態を示す用語です．このpachychoroidとよばれる病態は，pachychoroid pigment epitheliopathy（PPE），中心性漿液性脈絡網膜症（CSC），ポリープ状脈絡膜血管症（PCV），pachychoroid neovasculopathyといった疾患に共通してみられ，これらの疾患群が同一スペクトラムに存在するのではないかという仮説が立てられ，pachychoroid関連疾患とよばれるようになってきました．この新しい概念はアジア人においてとくに重要と考えられ，最近のホットトピックとなっています．本稿では，pachychoroidとよばれる新しい考え方を紹介し，現在までに報告されている研究結果について概説します．

疾患概念と歴史

Pachychoroid neovasculopathyは，CSCあるいはPPEに続発して生じた脈絡膜新生血管（CNV）を有する疾患で，2015年にPangらによって報告されました[1]．なぜこの概念が重要になるのかは，加齢黄斑変性（AMD）・PCV・CSCの研究における歴史に密接にかかわっています．

これまでの研究では，滲出型AMDの表現型がアジア人と欧米人で大きく異なることが指摘されています．たとえば，欧米人のAMDでは高頻度にみられる軟性ドルーゼンがアジア人のAMDでは必ずしも存在しません．欧米人の滲出型AMDではPCVの頻度は高くありませんが，アジア人の滲出型AMDではPCVが約半数を占めています．また欧米ではAMDは比較的女性に多い疾患ですが，日本人では圧倒的に男性に多くみられます．こうした表現型の違いは，単なる民族差だけでは説明が困難で，AMDの疾患概念そのものを見直す必要があると考えられます．

近年，New YorkのFreundらのグループを中心として，AMD・PCV・CSCの疾患概念を再定義しようとする試みがおこなわれています．彼らは2012年，長期の経過でCSCにもtype 1 CNVが生じることを報告しました[2]．2013年，CSCと同様の特徴をもちながら，既往も含め漿液性網膜剥離を認めない症例を"pachychoroid pigment epitheliopathy"と命名しました[3]．さらに，2015年にはPPEから生じたと考えられるCNV症例をpachychoroid neovasculopathyとして報告しています[1]．このような症例がどの程度の頻度で存在するかに関しては言及されていませんが，pachychoroid neovasculopathyの報告が3例3眼のcase reportであったことを考えると，欧米人での頻度は高くないことが推察されます．これは，日本人でみられるような典型的なCSCが欧米人で少ないことを考えると自然と思われます．

私たちは2015年，日本人におけるpachychoroid neovasculopathyの頻度を調べ，滲出型AMDとの相違について比較しました[4]．Pachychoroid neovasculopathyの定義は，ドルーゼンを認めず，pachychoroidの特徴を有するCNV症例としています（図1，定義の詳細は後述）．この研究で，pachychoroid neovasculopathyは滲出型AMDの約4分の1程度の頻度で認められ，発症がpachychoroid neovasculopathyのほうが若く，男性

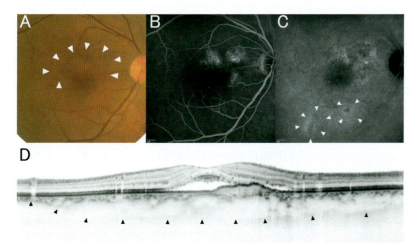

図1 Pachychoroid neovasculopathy 症例（68歳男性）

A：カラー眼底写真．漿液性網膜剥離を認める（矢頭）が，ドルーゼンはみられない．
B：フルオレセイン蛍光眼底造影（FA）にて蛍光漏出を認め，occult CNV が示唆される．
C：IA にて脈絡膜血管透過性亢進所見を認める（矢頭）．
D：深部強調画像（EDI）-OCT．漿液性網膜剥離，CNV を認める．脈絡膜は厚く，脈絡膜血管は拡張している．矢頭は脈絡膜強膜境界面を示す．

(Miyake M et al, 2015[4])より引用)

に多く，遺伝的背景が異なる（AMD 感受性遺伝子のリスクアレル頻度が pachychoroid neovasculopathy で低い）ことが明らかとなりました．また前房水中の血管内皮増殖因子（VEGF）濃度は，pachychoroid neovasculopathy と滲出型 AMD で有意に異なっていました（pachychoroid neovasculopathy で低値）[5]．これらの結果は，pachychoroid neovasculopathy が滲出型 AMD とは異なる病態で CNV が発症している可能性を示唆します．

さらに，ドルーゼンを認めず pachychoroid の特徴を有する地図状萎縮症例を pachychoroid geographic atrophy（GA）と定義し（図2），萎縮型 AMD と比較しました[6]．この研究結果では，pachychoroid GA は萎縮型 AMD の約4分の1程度の頻度で認められました．Pachychoroid neovasculopathy の研究結果と同様，発症年齢は pachychoroid GA で若く，男性に多く，遺伝的背景が異なる（AMD 感受性遺伝子のリスクアレル頻度が pachychoroid GA で低い）ことが明らかとなりました[6]．病変サイズは pachychoroid GA のほうが小さい結果でしたが，拡大率は pachychoroid GA と萎縮型 AMD で差はなく，ともに進行することが明らかとなりました．これらの結果は，pachychoroid GA が萎縮型 AMD とは異なる病態で GA が発症している可能性を示唆します．

このように pachychoroid neovasculopathy・pachychoroid GA は滲出型 AMD・萎縮型 AMD と表現型・遺伝型ともに異なり，CNV や GA の発生過程が異なる可能性があり，今後は区別する必要があると考えています．このような症例が低くない頻度で AMD に混ざって

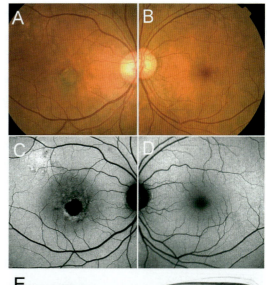
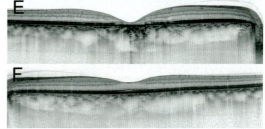

図2 Pachychoroid GA 症例（60歳男性，矯正視力0.5）

A, B：カラー眼底写真では両眼ともドルーゼンを認めず，脈絡膜血管の透見性が低下している．右眼にGA を認める．
C, D：眼底自発蛍光では GA に一致して自発蛍光の低下を認め，境界部位に過蛍光を認める．
E, F：OCT では拡張した脈絡膜血管，圧排された脈絡膜毛細血管を認める．右眼では，GA 領域の外顆粒層は菲薄化し，エリプソイドと網膜色素上皮（RPE）のバンドが欠損している．中心窩下脈絡膜厚は右眼555μm，左眼521μm．

(Takahashi A et al, 2017[6])より引用)

いたという事実は重要であり，アジア人におけるAMD表現型の多様性や，欧米人との表現型の違いの一部が説明できる可能性があります．今後診断基準が確立されていくことで，AMDとpachychoroid neovasculopathy・pachychoroid GAの線引きがより鮮明になり，理解が深まっていくと思われます．

診　断

現在のところpachychoroid neovasculopathy・pachychoroid GAの明確な診断基準は存在しませんが，特徴的な所見は複数あげられています．私たちがおこなった2015年の研究報告では脈絡膜厚が両眼とも200μm以上であること，という基準を設けていましたが，脈絡膜厚は正常眼でもばらつきが大きく，年齢・眼軸長に強く関連するため，特定のカットオフ値を設定するのは困難との議論があり，脈絡膜厚に関する基準値を除いたものに改訂しました．

私たちが現在提案しているpachychoroid neovasculopathy，pachychoroid GAの診断は，以下の3つを満たすものです．

a）片眼もしくは両眼性にCNV（pachychoroid neovasculopathy）・GA（pachychoroid GA）が存在する

b）Pachychoroidの特徴を有する〔眼底で脈絡膜血管の透見性低下，光干渉断層計（OCT），インドシアニングリーン蛍光眼底造影（IA）で脈絡膜血管拡張，IAで脈絡膜血管透過性亢進など〕

c）両眼にドルーゼンがない，または，あっても少量の硬性ドルーゼン（63μm未満）

おわりに

以上のように，pachychoroid neovasculopathy・pachychoroid GAはドルーゼンがなく厚い脈絡膜を特徴とし，発症メカニズムがAMDとは異なる可能性があります．また遺伝学的にもpachychoroid neovasculopathy・pachychoroid GAと滲出型AMD・萎縮型AMDが異なることが示されました．抗VEGF治療や光線力学療法に対する反応性など，さらに研究を進めることで，CSC・AMDに対するよりよい診療・治療につながると考えています．

文　献

1) Pang CE et al：Pachychoroid neovasculopathy. *Retina* 35：1-9, 2015
2) Fung AT et al：Type 1 (sub-retinal pigment epithelial) neovascularization in central serous chorioretinopathy masquerading as neovascular age-related macular degeneration. *Retina* 32：1829-1837, 2012
3) Warrow DJ et al：Pachychoroid pigment epitheliopathy. *Retina* 33：1659-1672, 2013
4) Miyake M et al：Pachychoroid neovasculopathy and age-related macular degeneration. *Sci Rep* 5：16204, 2015
5) Hata M et al：Intraocular Vascular Endothelial Growth Factor Levels in Pachychoroid Neovasculopathy and Neovascular Age-Related Macular Degeneration. *Invest Ophthalmol Vis Sci* 58：292-298, 2017
6) Takahashi A et al：Pachychoroid geographic atrophy：clinical and genetic characteristics. *Ophthalmology Retina*：[IN PRESS], 2017

● Retina Medicine誌 編集スタッフ ● （五十音順）

●編集顧問
石橋　達朗　九州大学理事・副学長
小椋祐一郎　名古屋市立大学病院病院長
寺﨑　浩子　名古屋大学大学院医学系研究科頭頸部・感覚器外科学講座（眼科学）教授
吉村　長久　公益財団法人田附興風会医学研究所北野病院病院長

●編集主幹
石田　晋　北海道大学大学院医学研究院眼科学教室教授

●編集幹事
小沢　洋子　慶應義塾大学医学部眼科学教室専任講師
近藤　峰生　三重大学大学院医学系研究科臨床医学系講座眼科学教授
園田　康平　九州大学大学院医学研究院眼科学教授
中澤　徹　東北大学大学院医学系研究科神経感覚器病態学講座眼科学分野教授
安川　力　名古屋市立大学大学院医学研究科視覚科学准教授
山城　健児　日本赤十字社大津赤十字病院眼科部長

●編集同人

生野　恭司　いくの眼科院長，大阪大学招へい教授，金沢大学臨床教授
池田　康博　九州大学大学院医学研究院眼病態イメージング講座（寄附講座）准教授
石子　智士　旭川医科大学医工連携総研講座特任教授
稲谷　大　福井大学医学部眼科教授
植村　明嘉　名古屋市立大学大学院医学研究科網膜血管生物学寄附講座教授
臼井　嘉彦　東京医科大学臨床医学系眼科学分野講師
大谷　篤史　日本赤十字社和歌山医療センター眼科部部長
大野　京子　東京医科歯科大学大学院医歯学総合研究科眼科学教授
加地　秀　眼科三宅病院副院長
古泉　英貴　琉球大学大学院医学研究科医学専攻眼科学講座教授
五味　文　兵庫医科大学眼科主任教授
齋藤　航　回明堂眼科歯科院長，北海道大学病院客員臨床教授
佐久間俊郎　順天堂大学医学部附属浦安病院眼科学先任准教授
佐藤　拓　高崎佐藤眼科院長
篠田　啓　埼玉医科大学医学部眼科学教授
志村　雅彦　東京医科大学八王子医療センター眼科教授
白神千恵子　香川大学医学部眼科講師
鈴間　潔　京都大学大学院医学研究科眼科学准教授
園田　祥三　鹿児島大学病院眼科診療准教授
竹内　大　防衛医科大学校眼科教授
辻川　明孝　京都大学大学院医学研究科眼科学教授

辻川　元一　大阪大学大学院医学系研究科視覚再生医学寄附講座教授
角田　和繁　東京医療センター臨床研究センター（感覚器センター）視覚研究部長
永井　紀博　慶應義塾大学医学部眼科学専任講師
永井　由巳　関西医科大学眼科学教室病院准教授
長岡　泰司　日本大学医学部視覚科学系眼科学分野准教授
南場　研一　北海道大学大学院医学研究院眼科学教室診療准教授
西口　康二　東北大学大学院医学系研究科視覚先端医療学寄附講座准教授
野田　航介　北海道大学大学院医学研究院眼科学教室准教授
野間　英孝　東京医科大学八王子医療センター眼科准教授
久冨　智朗　九州大学大学院医学研究院眼科学講師
藤原　聡之　いとう眼科副院長，秋田大学眼科学講座非常勤講師
本田　茂　大阪市立大学大学院医学研究科眼科学教授
町田　繁樹　獨協医科大学埼玉医療センター眼科教授
丸子　一朗　東京女子医科大学講師
丸山　和一　大阪大学医学部医学研究科視覚先端医療学寄附講座准教授
森　圭介　国際医療福祉大学医学部眼科学教授
森　隆三郎　日本大学医学部視覚科学系眼科学分野准教授
柳井　亮二　山口大学大学院医学系研究科眼科学講師
柳　靖雄　Consultant, Singapore National Eye Centre
Clinician Scientist, Singapore Eye Research Institute
Associate Professor, Duke-NUS Medical School
吉田　茂生　久留米大学医学部眼科学教室教授

次号予告
vol.7 no.2　2018年10月発行

特集
TOPICS 2018！

Overview（序）
近視と緑内障の関係
Pachychoroidという疾患スペクトラム
最近のサイトメガロウイルス網膜炎
True color wide viewing system
最先端のOCTA～これから向かう先
ゲノムの集大成
　～ゲノムでわかったこと，わからなかったこと
どこまで進んだ？ 再生医療
AIで変わる眼科診療
ビッグデータ・メディシン

連載
注目のイチオシ論文 ―やさしく解説―

日本人のヒット論文 ―本音で語る苦労話―

Retina 施設めぐり

今さら聞けない Q&A

ミニ知識コーナー
Retina 百科

RETINA Medicine
Journal of Retina Medicine
vol.7 no.1 2018

定価（本体2,800円＋税）
年間購読（本体5,600円＋税）
（年2冊，送料弊社負担）

- 本誌に掲載する著作物の複製権・翻訳権・上映権・譲渡権・公衆送信権（送信可能化権を含む）は株式会社先端医学社が保有します．
- JCOPY ＜(社)出版者著作権管理機構 委託出版物＞
本誌の無断複写は著作権法上での例外を除き禁じられています．複写される場合は，そのつど事前に，(社)出版者著作権管理機構（電話 03-3513-6969，FAX 03-3513-6979，email：info@jcopy.or.jp）の許諾を得てください．

2018年4月1日発行

編　集　Retina Medicine誌 編集委員会
発行者　鯨岡 哲
発行所　株式会社 先端医学社

〒103-0007　東京都中央区日本橋浜町2-17-8　浜町平和ビル
電　話：03-3667-5656(代)　　FAX：03-3667-5657
郵便振替：00190-0-703930
http://www.sentan.com　　E-mail：book@sentan.com
印刷／倉敷印刷株式会社

ISBN 978-4-86550-331-9 C3047 ¥2800E

Retina Medicine 編集部
FAX 03-3667-5657

Retina Medicine vol. 7 no. 1 読者アンケートご協力のお願い

Retina Medicine 誌をご愛読いただき，誠にありがとうございます．
今後の本誌編集の参考とさせていただきたく，下記アンケートにご協力賜りますと幸いに存じます．お寄せいただきましたご意見・ご感想は本誌編集委員会にて検討させていただき，今後の誌面づくりに活かして参ります．ご協力のほどよろしくお願い申し上げます．

◆今後取り上げてほしい特集・連載などの企画テーマがございましたら，ご教示ください．

◆連載「今さら聞けない Q&A」で取り上げてほしい質問をご教示ください．
　例）外来での失敗談とそれ以降に気をつけているポイントについて教えてください．

◆抗 VEGF 療法についてお聞かせください．
　Q1. 抗 VEGF 療法の実施の有無と年間の症例数をご教示ください．
　　・実施の有無　　（　あり　・　なし　）
　　・年間の症例数　＿＿＿＿＿＿＿＿＿＿例
　Q2. 抗 VEGF 療法施術時における疑問点をご教示ください．

◆本誌へのご意見・ご感想についてお聞かせください．

お名前（フリガナ）	
ご施設名	